내 몸에 기적을 일으킨 야생음식 36가지
천기누설

내 몸에 기적을 일으킨 야생음식 36가지
천기누설

초판 1쇄 발행 2013년 11월 25일
초판 6쇄 발행 2014년 5월 20일

지은이	MBN 〈천기누설〉제작팀
감수	서재걸 김달래 이광연
정리	박수경 전연주
발행인	곽철식
발행처	다온북스

출판등록	2011년 8월 18일 제110-92-16385호
주소	서울시 은평구 갈현동 327-132 301호
전화	070-7516-2069 팩스 02-332-7741

종이	상산 페이퍼
인쇄와 제본	M프린트

값 15,000원
ISBN 978-89-967847-9-1 13510

* 이 책은 저작권법에 따라 보호를 받는 저작물이므로 무단전재와 복제를 금하며,
　이 책 내용의 전부 또는 일부를 사용하려면 반드시 저작권자와 다온북스의 서면 동의를 받아야 합니다.

* 잘못되거나 파손된 책은 구입하신 서점에서 교환해 드립니다.

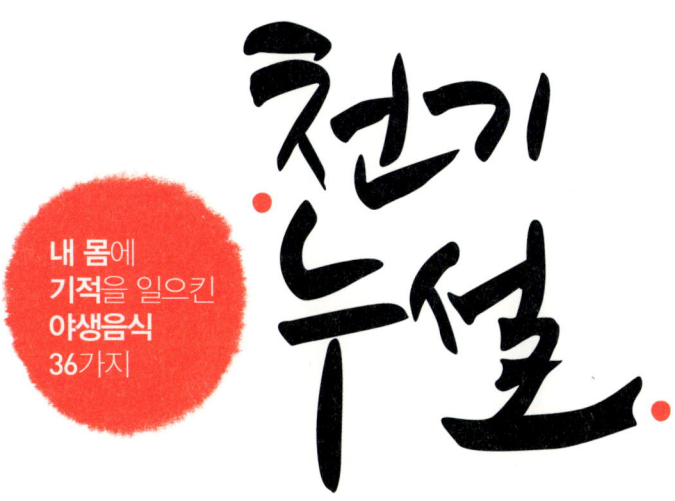

천기누설

내 몸에
기적을 일으킨
야생음식
36가지

MBN 〈천기누설〉제작팀 지음 | **서재걸 · 김달래 · 이광연** 감수

내 몸에 기적을 일으킨 야생음식 36가지

추천의 글

자연에
답이 있었다

어떤 집안에 경사스러운 일이 일어났습니다. 옆집에 떡을 만들어 전해주면서 같이 기뻐하고 축하 받는 게 인지상정입니다. 만약 이 기쁜 소식을 옆집에 안 알리고 혼자 기뻐한다면 그 기쁨이 정말 오래 갈 수 있을까요? 또 옆집에서 무슨 수로 알아서 축하해 줄 수 있겠습니까? 우리 몸속도 살아있는 생명체(세포)가 60조개나 존재합니다. 이 세포들끼리도 기쁜 소식이나 위험한 정보를 교환해야 세포들의 주인인 우리 몸도 건강할 수 있습니다.

그래서 필요한 게 자연에 존재하는 다양한 생리활성물질과 면역물질들입니다. 사람들이 자연을 멀리 하면서 경험하지 못한 일들을 식물들이 대신 자연과 접해 겪으면서 얻은 수많은 정보를 식물 자신의 몸속에 담아 동물이나 사람들을 통해 전달하고 더불어 살 수 있는 기회를 제공하는 것입니다. 또 사람들에게 부족한 면역성을 채워 줄 수 있습니다. 하지만 사람들은 자연의 파괴로 얻은 여러 원인모를 병들을 치료하시 못하고 화학약품에 의존하고 있는게 현실입니다.

좀 더 잘 찾아보면 자연에 답이 있습니다.
다만 사람에게 독이 되지 않게 약용이 되는 식물들을 얻을 수 있다면 많은 도움이 될 것입니다. 암을 포함한 많은 질병들은 결국 면역과 관련된 질환입니다. 따라서 면역기능을 항상 유지하고 있는 것이 질병 예방과 치료의 핵심이라 할 수 있습니다. 현대인들은 오래 살고 건강하게 살고 싶어 합니다. 아프지 않고 하고 싶은 일을 하고 살 수 있다면 가장 행복한 삶이 될 것입니다. 그러길 바란다면, 자, 이제 이 책〈천기누설〉에 집중을 해보는 게 좋겠습니다. 내 건강을 지켜주고 내 생각을 전달해줄 자연의 이야기가 시작되기 때문입니다. 바깥세상이 무섭다고 집에만 있으라고 강조하는 전문가들보다 바깥세상에서 살아가는 법을 알려주는 전문가가 더 필요한 세상이 되었으면 좋겠습니다. 이제 건강은 의학 전문가의 것이 아니라 나 자신의 선택과 결정에 달려 있기 때문입니다. 〈천기누설〉도 비밀이 저 멀리 하늘에 있는 것이 아니라 알고 보면 우리 가까이에 있다는 사실을 알려주는 의미 있는 책입니다.

2013년 10월 포모나자연의원 대표원장 서재걸박사

추천의 글

건강은 건강할 때
챙겨야 한다

우리나라 사람들의 평균수명은 2013년을 기준으로 이미 81세를 넘어섰고, 생명보험회사에서는 머지않아 90세에 근접할 것으로 예측하고 있습니다. 오래 사는 것은 모든 사람의 염원이긴 하지만 건강하지 않으면서 오래 사는 것은 축복이 아니라 재앙일 수 있다는 점에서 건강에 대한 관심은 어느 때보다 더 높아지고 있습니다.

  우리의 신체는 성장기를 지나 청년기가 되었을 때 가장 건강하고, 장년기가 되면 자꾸 어느 한부분에서 탈이 나기 시작하게 되며, 노년기가 되면 갑자기 동시다발적으로 몸과 마음에 이상이 나타나게 됩니다. 부모로부터 물려받은 건강은 청년기가 지날 때까지는 영향을 미치지만 장년기 이후의 건강은 스스로의 관리와 관심 여부에 따라 확연하게 달라집니다. '골골하던 사람이 80까지 살더라'라는 옛말이 있습니다. 몸이 약한 사람은 항상 자신의 건강을 생각하고 생활하고 결국 건강을 찾게 됩니다. 하지만 평소 건강을 자신하던 사람들은 몸을 함부로 굴리게 됩니다. 그래서 젊었을 때는 잠을 줄여가면서까지 공부하고, 사회생활을 하면서는 몸에 무리를 주면서까지 사업에 몰두하게 됩니다. 또 몸에 이상이 나타나도 대수롭지 않게 여기고 무시하다가 생각지도 않던 일을 겪게 됩니다.

  건강은 건강할 때 챙겨야 합니다. 또한 건강이 이상이 있다고 판단되면 그 때부터 최선을 다해 진료를 받고 스스로도 공부해야 합니다. 아무리 뛰어난 의사도 그 환자의 몸상태에 대해서까지 시시콜콜 파악하지는 못합니다. 전문의들은 그들이 전공한 질병에 대해서는 매일 연구하고 고민하지만 환자의 몸상태에 대해서는 그렇게까지 관심을 기울이지 않습니다.

손자병법에서 손무는 말합니다. "지피기기하면 백전불퇴한다"라고. 이것을 건강과 연관지어보면 결국 자기 자신을 안다는 것은 자신의 몸상태에 대해서 파악하는 것이고, 상대방을 안다는 것은 뛰어난 전문의를 만나 질병에 대해 대처하면 결국 이길 수 있다는 의미로 해석할 수 있습니다. 현재 우리가 살고 있는 사회는 지식정보화 시대입니다. 산업사회 때는 누가 최고의 전문의인지, 또 뭐가 몸에 좋은 것인지를 알 수가 없었습니다. 그래서 인맥을 동원하고 여러 의사를 직접 찾아다녀야 하는 수고를 마다하지 않았습니다. 하지만 정보화 시대가 되면서 건강에 대한 정보는 방송과 인터넷을 통해 매일 쏟아져 나오고 있습니다. 이들 정보 가운데 상당수는 괜찮은 것들이지만 또 상당수는 엉터리 정보이기도 합니다. 이를 제대로 검증하고 자신의 체질과 몸 상태에 맞게 활용하기 위해서는 전문가의 진찰이나 조언이 필수적입니다.

이번에 다온북스에서 펴낸 〈천기누설〉이라는 책은 MBN에서 방송되었던 건강과 관련된 내용 중에서 전문가의 조언과 환자들의 체험을 통해 어느 정도 검증된 것들만 모아서 책으로 엮었습니다. 더구나 이 책에서는 요즘 사람들의 폭발적인 관심을 받고 있는 암에 대한 사례가 많이 실려 있습니다. 따라서 이 책에서 사례로 든 내용 가운데 자신에게 해당되는 약재나 음식재료가 있다고 판단되면 다시 한 번 전문가와 상의한 다음에 자신이나 가족에게 적용해보시면 좋을 듯 합니다. 아무쪼록 이 책을 통해 많은 사람들이 좀 더 쉽게 건강을 회복하게 되기를 진심으로 기원합니다.

2013년 10월 경희대학교 한의대교수 김달래박사

추천의 글

이 책만 있으면 어렵지 않게
건강을 위한 음식과 약차를 만들 수 있어

MBN의 〈천기누설〉은 미스터리한 현상에 대해 다양한 방향에서의 해석과 새로운 접근방식으로 널리 알려져 있는 프로그램입니다. 몇몇 인연으로 〈천기누설〉 팀에서 간혹 저에게 의학적 검증을 위해서 인터뷰를 요청하는 경우가 있었습니다. 환자를 진료하던 중 〈천기누설〉 팀에서 인터뷰 요청 전화가 오면 깜짝깜짝 놀라고 걱정이 앞서는 경우가 많습니다. '이번엔 어떤 주제로, 어떤 질문으로 나를 괴롭히려고 그러나?' 하는 생각이 들기 때문입니다. 천기누설 팀의 질문은 다른 방송 프로그램과 달리 다양하고 자료준비도 많이 해야하고 생각을 많이 해야만하는 심도깊은 질문이 많기 때문입니다. 〈천기누설〉의 인터뷰에 임하기 위해서는 저도 잊고 있었던 자료들을 찾고, 치열하게 검증하는 수밖에 없었습니다. 그러던 오늘 연락이 온 것은 기쁜 일이었습니다. 드디어 〈천기누설〉의 방송 내용을 모아서 책으로 엮었으며, 미천하지만 저의 추천사를 부탁하는 연락이었습니다. 그동안의 〈천기누설〉 방송을 보면서 좋은 내용들을 일목요연하게 정리하여 책으로 내었으면 더욱 좋겠다는 생각이 실현된 것입니다. 기대하는 마음으로 원고를 읽다보니 어느새 처음부터 끝까지 탐독하게 되었습니다.

　암과 같은 여러 불치병으로 고통받고 있는 환자분들은 명확한 치료방법이 없기 때문에 다양한 민간요법과 식이요법을 찾게 되는 경우가 많습니다. 간혹 좋은 결과가 나오는 경우도 있지만, 때에 따라서는 자신의 체질과 질병 상황에 맞지 않는 경우에는 오히려 독이 되는 경우도 있습니다.

　이 책에서는 우리 주변의 다양한 식재료들이 건강의 어떤 면에 도움이 되고, 그 이유를 과학적으로 분석하며, 동시에 많은 전문가들의 인터뷰 내용을 첨부하여 도움이 되는 부분과 주의해야 할 부분을 명확히 언급하고 있습니다. 또한, 식재료를 요리하거나 차로 만드는 방법을 사진과 함께 자세히 설명하여, 어떤 사람이라도 이 책만 있으면 어렵지 않게 건강을 위한 음식과 약차를 실생활에서 바로 만들 수 있도록 세세히 신경쓴 점이 눈에 띄었습니다. 이처럼 다양한 내용을 심도있게 정리하고 명료하면서도 이해하기 쉽도록 간결히 설명하는 옥고(玉稿)를 발간하심에 다시한번 축하드립니다.

　동의보감(東醫寶鑑) 내경편(內景篇)의 신형(身形)에 보면 學道無早晩이란 말이 있습니다. 이 말은 "도(道 - 도리, 올바른 길, 양생법)를 배우는데는 빠르고 늦은 것이 없다"는 뜻입니다. 건강을 지키고 질병을 치료하는데는 빠르고 늦은 것이 없습니다. 바로 지금부터 시작하면 되는 것입니다. 이 책을 읽으시는 모든 분들께서 이 책과 함께 항상 건강하시고 행복하시길 바랍니다.

2013년 10월 이광연한의원 원장 이광연 박사

추천의 글 서재걸 대한자연치료의학회 회장 김달래 경희대학교 한의대 교수 이광연 한의학 박사

chapter 01
: 암

1. 폐암
   - 마늘 300쪽 16
   - 겨우살이 22
   - 개복숭아 30
   - 졸복 38

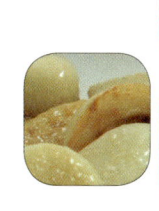
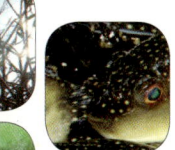

2. 간암
   - 엄나무기름 46
   - 잔나비불로초버섯 56
   - 민들레 흰뿌리 64
   - 독초 72

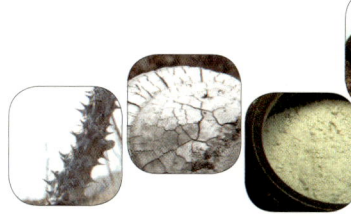

3. 대장암
   - 개똥쑥 82
   - 삼백초와 짚신나물 90
   - 와송 98
   - 백초차와 울금 106
   - 부처손 114

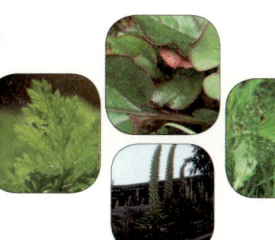
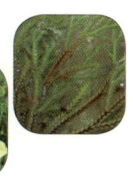

4. 위암
   - 소금차 122
   - 재래된장 130
   - 참기름에 볶은 마늘 136
   - 꽃송이버섯 140
   - 벌화분 148

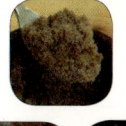
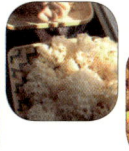
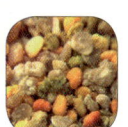

5. 유방암
  사찰음식 158
  오리푸딩 164
  미강 170
  상황버섯 178

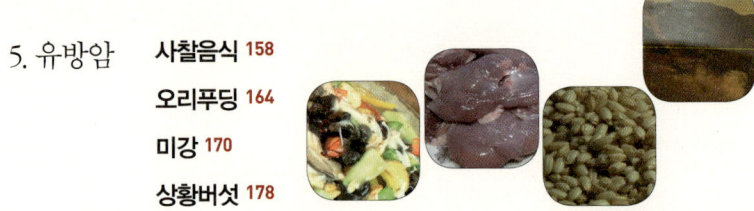

6. 기타암
  췌장암_계곡집 184
  식도암_봉교(프로폴리스) 194
  림프종암_칡 204
  직장암_비파 208

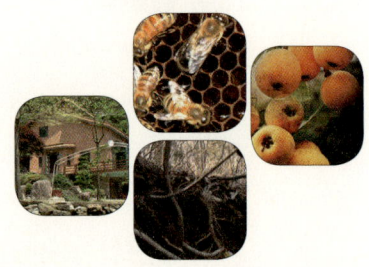

chapter 02
: 당뇨

  말굽버섯 218
  오죽 226
  현미 동충하초 231
  돼지감자 236
  당조고추 244
  편백나무톱밥껍질 252
  쌀눈 260
  꾸지뽕 264
  함초 270

chapter 03 : 효소에 관한 오해와 진실

효소가 있어야만 몸이 움직인다 278 | 효소 발효액에 효소가 없다 279 | 효소식품이 아닌 발효식품 281 | 발효음료도 건강에 도움이 된다 283 | 발효액으로 죽을 고비를 넘긴 김정화씨 285 | 발효의 이런 점이 좋다 289 | 발효음료는 단지 설탕물일 뿐이다 292 | 발효액, 당뇨환자는 먹을 수 없다? 294 | 발효액 희석이 중요하다 297 | 발효액, 오래 될수록 좋다? 299 | 약이되는 발효액 사용을 권함 302

chapter 1

암

...소 리 없 이 찾 아 오 는 폐 암

우리 나라 암 발병율 중 갑상선암, 위암, 대장암의 뒤를 잇는 폐암. 진단 후 5년 이내 거의 10명중 약 9명이 사망, 생존율은 약 15%로 치명적이다.
폐암이 이토록 치명적인 이유는 무엇일까? 그것은 암에 걸렸다는 사실을 알았을 때는 이미 손을 쓸 수 없을 만큼 병이 퍼져있기 때문이다. 폐암은 특별한 초기 증상이 없이 말 그대로 소리 없이 찾아온다. 실제로 대부분의 폐암 환자들은 암이 꽤 진행될 때 까지도 특별한 증상을 느끼지 못한다. 증상이라고 해봐야 마른기침 정도기 때문에 기침 감기약만 먹고 지내다 병을 키우는 경우가 허다하다. 그러다 특별한 증상이 나타났을 때는 이미 치료시기를 놓친 시점이 되는 것이다.

아 는 만 큼 고 친 다 ? 먹 는 만 큼 고 친 다 !

하지만 이렇게 무서운 폐암을 수술 후 건강식을 먹으면서 완쾌하였다는 사례들이 속속 발견되고 있다. 우리 주변에 가까이 있지만 몰라서 지나치는 음식들의약성을 찾아 꾸준히 섭취해 폐암을 완쾌하였다는 것이다.
과연 어떤 음식들이 치명적인 암이라는 폐암을 극복하게 하였을까?

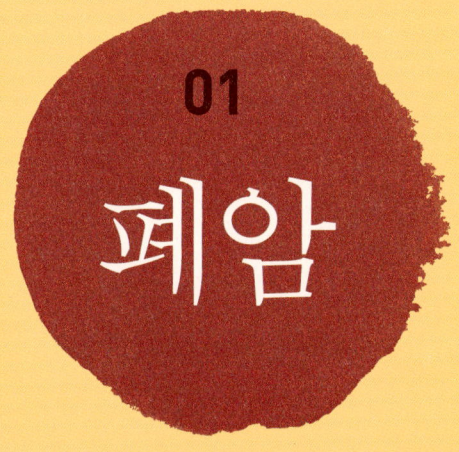

01 폐암

마늘

모두가 알고 있는 식탁의 보약

마늘이 몸에 좋다는 것을 모르는 사람은 없다. 정력에 좋다는 이야기, 혈액순환과 신진대사를 활발하게 하며 항균 작용까지 해 준다는 이야기도 널리 알려져 있다. 뿐만 아니라 마늘은 동서양을 막론하고 항암효과로도 인정받고 있다. 미국 '국립 암 연구소'에서는 48가지 항암채소, 과일 그리고 향신료 중 최고의 항암식품으로 마늘을 선정하기도 하였다. 또한 동의보감은 마늘을 '대산'이라 하여 독을 제거하고 면역력을 높인다고 전한다.

예로부터 냄새를 빼면 100가지 이로움이 있다고 해 일해백리(一害百利)라 불렸던 마늘이다. 그런데 이 마늘로 치명적인 암인 폐암을 이겨냈다는 사람이 있다.

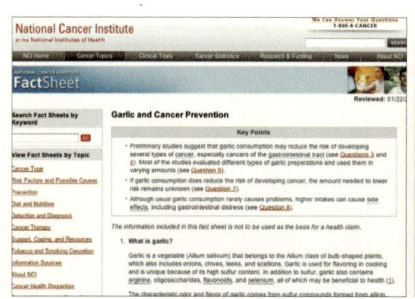
| 미국 국립암센터에서 마늘을 연구하는 모습

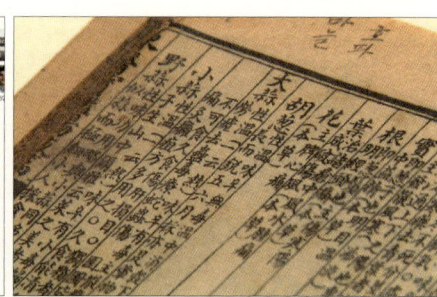
| 동의보감 사진

마늘 300쪽이 허준보다 낫다?

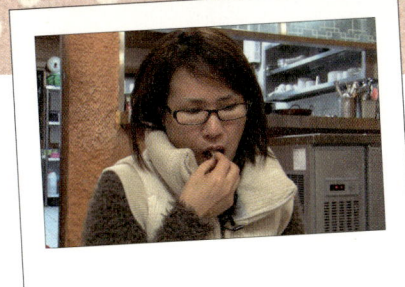

전북 완주의 산 아래 황토집에서 살고 있는 정명희씨. 어느 날 정명희씨는 열이 40도까지 오르며 호흡곤란 때문에 병원을 찾았다. 처음엔 폐렴인 줄 알고 별로 대수롭지 않게 생각해 항생제 치료를 받고 퇴원을 했다. 그런데 며칠 뒤 병원에서 다시 정밀검사를 요청하였다.

"그때 폐암 진단이 나왔어요. 2기 말에서 3기 초로 가는 폐암. 암 선고를 받아 보지 않은 사람은 상상도 못할 그런 기분이 들었어요. 하필이면 왜 나한테 이런 일……."

당시 정명희씨의 상태는 수술을 권유 받을 만큼 위험한 상태였다. 정명희씨 본인이나 남편이 담배를 피우는 것도 아닌데, 왜 폐렴에 걸렸을까 생각을 하며 우울과 좌절에 빠져 있었던 정명희씨. 하지만 그렇게 위험한 상태였던 정명희씨는 암을 이겨냈고 지금은 누구보다 활동적이고 건강한 삶을 살고 있다. 그런데 정명희

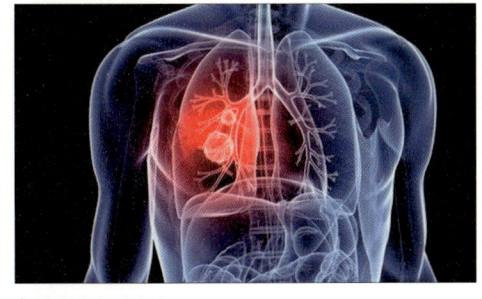

| 정명희씨 폐사진

17

씨가 항암 치료 시 가장 많이 의지했던 음식이 바로 '마늘'이라고 한다.

"이게 다 마늘이에요. 하루에 50통을 먹어요. 이게 한 접이거든요. 50통. 육 쪽 마늘이니, 거의 매일 300쪽의 마늘을 먹는 셈이죠."

아무리 치료 때문이라고는 하지만 맵고 냄새 나는 마늘을 300쪽씩이나 하루도 거르지 않고 먹었다는 사실이 믿기 힘들다. 어떻게 그 많은 양을 먹을 수 있었을까?

호랑이는 못 참은 마늘, 나는 참을 수 있다!

정명희씨가 하루에 300쪽의 마늘을 먹는 데는 다 비결이 있다.
생으로 먹으면 결코 많이 먹을 수가 없다. 호랑이도 생마늘은 못 먹는다고 하지 않던가? 또, 100도 이상의 고온에서 조리하면 마늘의 항암 성분이 줄어든다. 그래서 정명희씨는 마늘을 한번 씻어 전자레인지에 돌려 아린 맛을 없앤 후 죽염에 찍어 먹는다. 그렇게 매일 수십 통의 마늘과 죽염으로 식사를 해왔다.

"저는 밥보다 마늘을 더 많이 먹었어요. 마늘을 다 먹고 밥은 한 숟가락, 현미밥. 그렇게 먹었어요."

* 마늘 먹는 방법

- 마늘을 깐다.
- 생마늘을 껍질째 한쪽씩 떼어낸다. (한끼에 100쪽)
- 한 번 씻어서 전자렌지에 돌려서 아린 맛을 없앤다. (2분 30초)
- 살짝 익힌 상태로 죽염에 찍어 먹는다.

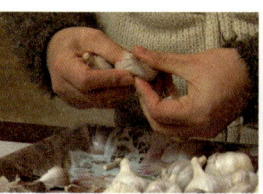 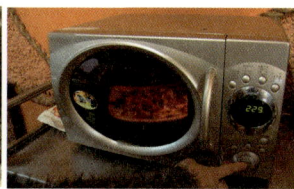 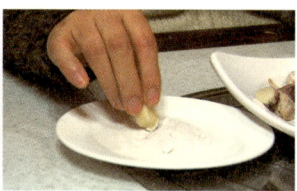

정명희씨를 폐암에서 건져 준 고마운 마늘, 마지막 행운처럼 찾아온 마늘, 그런데 이 마늘 때문에 곤란한 점도 있다.

"마늘을 많이 먹으면 몸 속에서 가스가 많이 나와요. 너무 많이 나와요. 시도 때도 없이 나와요. 마늘을 많이 먹어서 가스도 마늘이에요. 전 너무 좋아요. 그 냄새가."

고약한 마늘 방귀 냄새 마저 즐겁다는 정명희씨.
그런데 마늘을 하루에 300쪽씩이나 먹어도 정말 괜찮은 걸까? 폐암은 이겼다지만 혹시 정명희씨의 몸에 다량의 마늘로 인해 다른 이상이 생긴 건 아닐까?
전문가는 건강에 도움을 주는 섭취량과 방법에 대해 다음과 같이 조언한다.

"삶아서 볶아서 먹게 되면 매운 맛 성분은 많이 없어지죠. 그래서 몇 십 개도 먹게 됩니다. 마늘은 자주 섭취하는 것이 바람직합니다. 한번에 많이 먹게 되면 위에 자극을 주기 때문에 다른 식품 먹을 때 마늘을 같이 섭취하는 것이 우리 건강에 도움을 줄 수 있습니다."

김영성 신흥대학교 식품영양학과 교수

생마늘을 기준으로 성인은 하루에 5쪽, 어린이는 2~3쪽을 먹는 것이 바람직하다. 그런데 신기하게도 정명희씨의 경우는 적정섭취량보다 훨씬 더 많이 먹었지만 건강을 되찾았고 폐암 완치 판결까지 받을 수 있었다.

"이 분은 완치 판결을 받았어요. 완치 판결을 받고.. 2002년 7월에 왔으니까 완치 된지 12년 됐죠."

폐암이 완치 되었지만 정명희씨의 밥상에서는 마늘이 절대로 빠지지 않는다. 정명희씨는 음식에 마늘을 갈거나 찧어서 넣지 않고, 통으로 넣어서 함께 먹는 것이 자신만의 항암밥상 차리기 비법이라고 소개한다. 나물, 볶음, 찌개 등 모든 반찬에 마늘을 통째로 넣어 요리 하는 것이다.

때로는 음식이 우리의 몸을 치유하는 가장 좋은 약이 된다고 믿는 사람들에게 마늘은 세상에서 하나밖에 없는 명약일지 모른다.

궁금해요?

📖 죽염과 소금의 차이는 무엇?

죽염은 서해안 천일염을 대나무 통속에 넣고 고열처리를 반복하여 만든 새로운 물질이다. 다만 천일염으로 만들다 보니 소금과 비슷하게 여겨지고 있다. 최근 부산대 식품영양학과 박건영 교수의 연구(한국식품영양과학회지 2012년)에 따르면, 죽염은 높은 양의 칼슘, 철, 망간, 인, 황, 칼륨을 함유하고 있다고 한다. 이런 다양한 종류의 미네랄들은 죽염의 항산화 효과를 높여 건강에 좋다고 할 수 있다. 박건영 교수는 다양한 실험을 통해 '죽염은 소금의 역할 뿐 아니라 산화 및 노화 억제제로의 가능성이 있는 소금으로 생각된다.'라고 밝히고 있다.

겨우살이

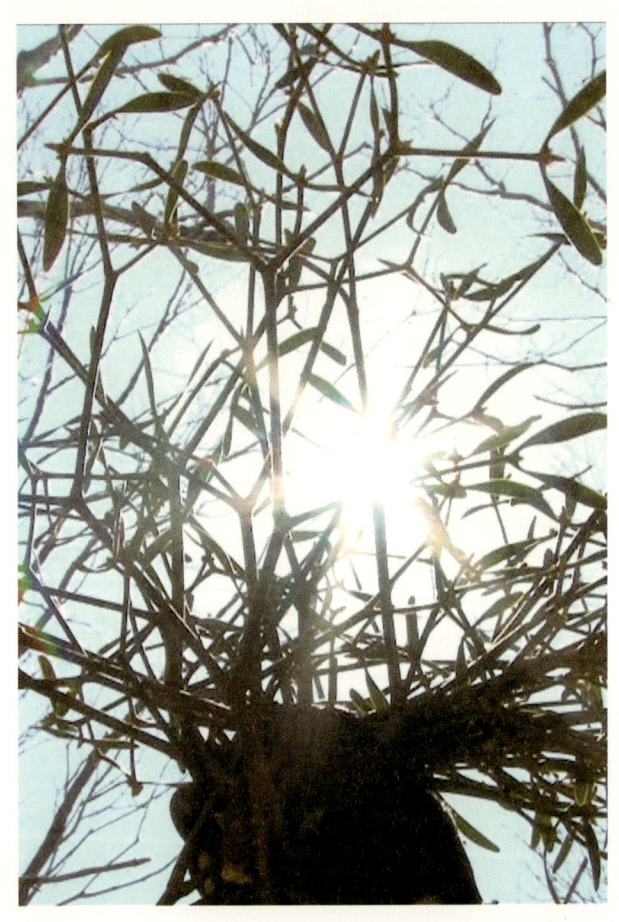

겨우살이, 산이 준 숨겨진 보물

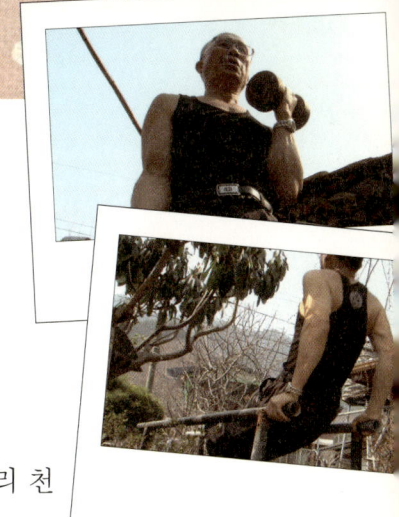

 산새가 험하다는 △△산에서도 가장 높은 봉우리 천왕봉이 자리잡은 경상남도 산청군이다. 이 곳에 산에서 나는 약초로 암과 싸워 이긴 사람이 있다. △△산의 몸짱 할아버지 74세의 이재만씨다. 그는 암에 걸렸다는 사실이 믿기지 않을 정도로 정정한 체력을 자랑하고 있다. 젊은 사람들도 힘들다는 장작을 패고, 평행봉 위에서 가볍게 운동을 하고, 아령을 번쩍 들어 올리는 모습은 놀랍기만 하다.

 "장작보다 더 힘든 것이 곶감 농사입니다. 곶감 농사는 정말 힘듭니다. 무거운 것도 들고 다녀야 하고, 약 석 달 동안 그렇게 지내야 하는데, 이제는 문제 없습니다."

 74세라는 나이가 믿기지 않을 정도로 건강한 삶을 살고 있는 이재만씨. 그에게 폐암은 언제, 어떻게 찾아온 것일까? 6년 전 병원을 찾은 이재만씨는 폐암 3기 말에서 4기 초로 넘어가는 심각한 상황이라는 진단을 받았다.

"우리마을에 폐암 수술을 한 사람도 있고, 폐암으로 죽은 사람도 있습니다. 그래서 수술을 안 하려고 했습니다. 안 하려고 20일정도 병을 가족들에게 숨겼지요. 수술을 해도 못살고, 수술 안 해도 죽을 텐데 그냥 안하고 죽겠다 했죠."

그러나 가족들은 끝까지 수술을 권유하였고, 결국 오른쪽 폐의 1/3 을 잘라내는 대수술을 받았다. 하지만 항암치료는 받지 않았다. 가족들도 항암치료까지 하면 너무 고통스러울 것이라고 생각한 끝에, 곁에서 지켜보다 상태가 안 좋아지면 그때 치료를 받기로 약속했다. 암 수술 후 일주일 정도는 통증 때문에 누워서 일어날 수도 없었다. 그 때 아내가 어디선가 어렵게 약을 구해왔다. 그리고 이재만씨는 조금씩 기력을 회복하기 시작하였다. 회복을 하면서 가장 도움이 된 약이 바로 이 △△산에 있다는데.

"△△산에 있는 약초가 전국에서 제일 좋습니다. 제가 제 손으로 채취해서 많이 먹고 그걸 먹어서 완쾌되었다고 봅니다."

천수를 누리려면, 산으로 가라
폐암의 특효약, 겨우살이

일주일에 세 번 이상은 △△산을 오른다는 이재만씨는 산에서 나는 모든 것들이 약이 된다고 믿고 있다. 그 중에서도 아직 겨울 기운이 만연한 △△산에서 이재만씨를 치료해준 것은 바로 겨우살이다.

"새가 씨앗을 따 먹고 똥을 싸면 그 나무에 붙어 기생해서 자라나는 겨우살이 입니다. 폐암에는 특효약이지요"

겨우살이는 까치집처럼 높은 나뭇가지에서 자라는 기생식물로 겨울에도 푸르다고 해서 붙여진 이름이다. 일생 동안 흙에 단 한번도 뿌리를 내리지 않고 나무 수액을 먹고 자라기 때문에 기생하는 나무에 따라 약효가 달라진다고 한다. 한방에서는 뽕나무에서 자란 겨우살이를 뽕나무 '상'자를 써서 상기생(桑寄生)이라 하여 최고로 치고, 그 다음이 참나무에서 자란 겨우살이 라고 한다. 찾기도 어렵고 높은 나무에 있는 것은 따기도 어려워 구하기가 쉽지 않다는 겨우살이. 고된 산행 끝에 겨우살이를 찾으면 나무 기둥을 계단 삼아 조심조심 올라간다. 나뭇가지가 다치지 않게 조심스럽게 겨우살이를 채취하는 것이다.

말린 겨우살이를 달달 달여 먹어라!

이재만씨는 겨우살이를 채취한 날이면 가족과 함께 겨우살이를 손질한다. 이렇게 손질한 겨우살이를 상황버섯과 유근피(느릅나무 뿌리 껍질)를 함께 넣어 달달 끓여 물로 마신다. 상황버섯과 유근피를 같이 넣어 끓이면 독은 가라앉히고 약성은 높아진다. 이재만씨는 이 겨우살이 물로 암 수술 후 건강을 회복을 할 수 있었다.

"말린 겨우살이를 물에 끓여서 밥 먹기 전에 한 잔씩 꼭 마셨어요. 폐

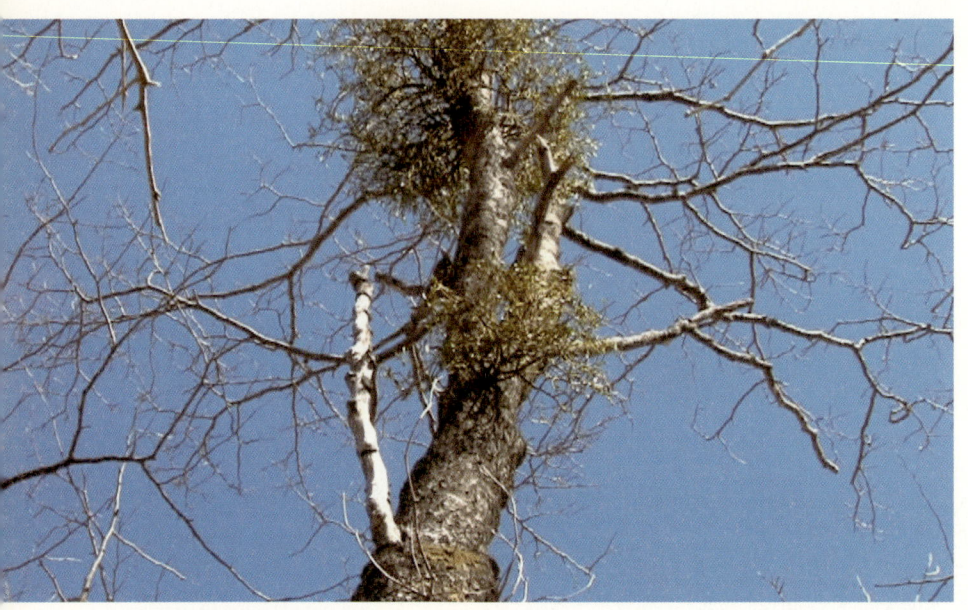

| 나뭇가지에 달려있는 겨우살이

| 어렵게 겨우살이를 따는 모습

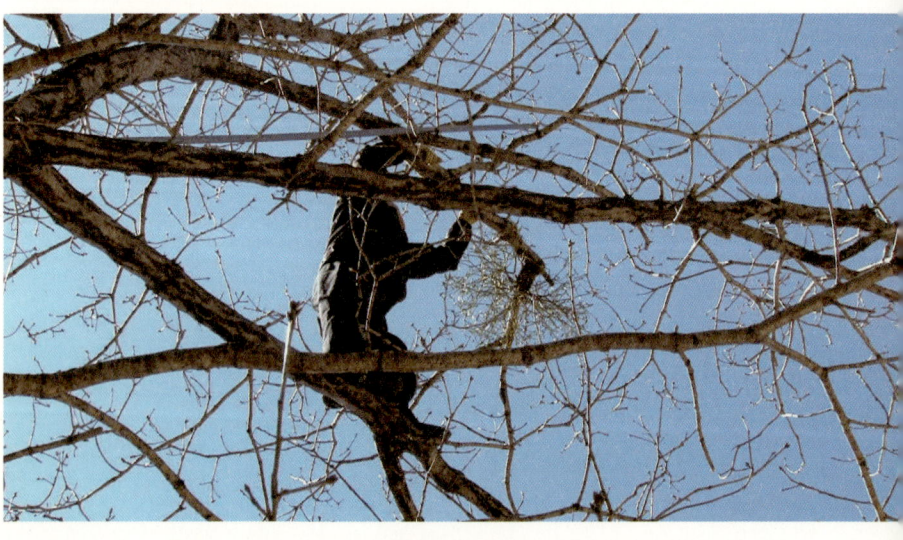

암 수술하고 정기검진 할 때마다 호전되고 있다는 이야기를 들었고, 5년이 지나자 80~90%는 완쾌되었다는 말을 들었죠. 이젠 살았구나 싶었어요."

* **겨우살이 먹는 방법**
  - 물에 겨우살이를 넣고 끓인다.
  - 상황버섯과 유근피를 함께 넣어 끓인다.

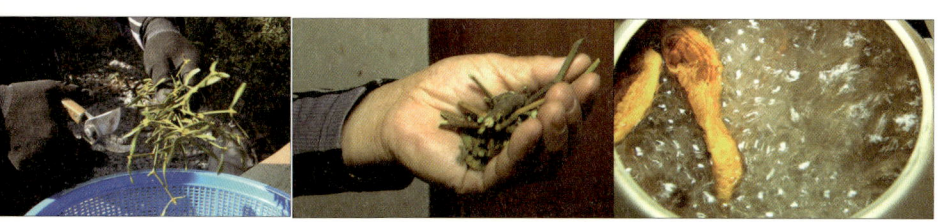

그런데 겨우살이가 과연, 폐암을 완치할 만큼, 좋은 효능을 가지고 있는 것일까?

우리나라에서는 겨우살이가 암세포를 죽이는 데 좋은 효과가 있다고 연구가 발표되고 있고 독일에서는 종양 치료 보조제로 겨우살이를 많이 사용하고 있습니다. 하지만 독성이 강하기 때문에 반드시 전문가와 상담을 하시고 복용하시는 것이 좋을 것 같습니다.

최형석 한의사

이재만씨는 추운 겨울에 폐암 수술을 받았다. 그 후로 봄이 올 때마다 살아있다는 것이 감사하게 느껴진다고 한다. 암으로 큰 고통을 겪었던 이재만씨는 암과 싸우는 이들이 얼마나 힘겨운 시간들을 보내는지 짐작할 수 있다고 한다.

"왜 하필이면 나인가 하는 생각이 가장 먼저 들어요. 그런데 그런 생각을 절대 하지 말고 첫째 용기를 가져야 합니다. 용기를 잃지 않으면 절대로 안 죽습니다."

이재만씨는 건강하게 살 수 있다는 믿음과 용기로 오늘도 지리산 깊은 숲을 씩씩하게 오르고 있다.

📖 겨우살이에 대해 조금 더!

겨우살이는 다른 나무에 기생해서 살아가는 식물로 참나무, 뽕나무, 떡갈나무, 자작나무, 버드나무, 오리나무, 밤나무 등의 나무 줄기에 뿌리를 내려 숙주의 물을 흡수하며 살아간다. 겨우살이는 엽록소를 가지고 있어 자체에서 탄소 동화작용을 하여 영양분을 만들 수 있어 숙주인 나무에게는 별다른 해를 끼치지는 않는다. 여름에는 다른 식물의 그늘에 가려져 자라지 않고 있다가 나뭇잎이 떨어지기 시작하면 꽃을 피우면서 겨울에는 구슬처럼 생긴 노란 열매를 맺는다. 이 노란 열매는 새들이 먹으면서 부리에 붙어 있는 씨앗을 떼어내는 과정에 나뭇가지에 부리를 비비게 되고 그때 씨앗이 나무에 들러 붙어 봄이 되면 씨앗에서 싹이 나와 나뭇가지에 뿌리를 내리게 된다.

겨우살이의 효능

항암작용 유럽에서는 암 치료에 가장 효과가 있는 식물로 겨우살이를 꼽는다고 한다. 우리나라에서는 민간에서 위암, 신장암, 폐암 등을 치유한 사례가 많다.

혈압 강하 작용 고혈압으로 인해 두통이나 현기증이 생길 때 효과가 있으며 마음을 진정시키는 효과도 탁월하다.

신경통, 관절염 겨우살이를 달여서 마시면 신경통과 관절염에 효험이 있으며 지혈작용을 한다.

이뇨작용 몸이 붓고 소변이 잘 나오지 _않을 때 겨우살이 차를 마시면 좋다. 간경화와 암으로 인한 복수, 결핵성 당뇨병에도 좋으며 몸을 따뜻하게 하는 효능이 있다.

개복숭아

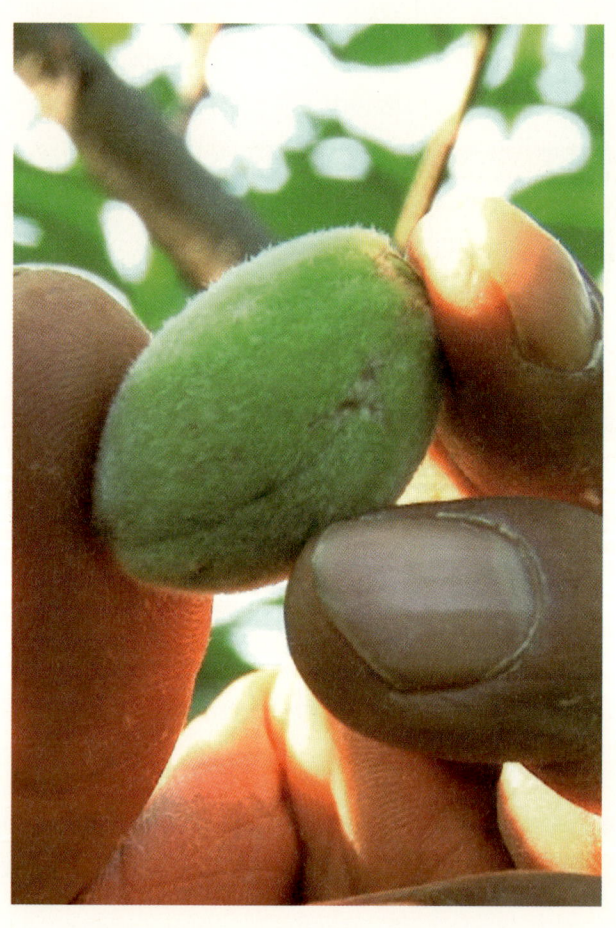

개복숭아를 사랑한 우리동네 명가수, 박금순씨

긴 호흡이 필요한 경기 민요를 멋지게 소화해 내는 박금순씨는 몇 년 전, 폐암으로 대 수술을 받았다. 그 전 2003년에 직장암 3기 판정을 받아 어렵게 투병생활을 하던 중, 암이 폐로 전이 되어 2006년에는 폐암까지 걸리게 된 것이다. 결국 폐의 1/3을 잘라내는 대 수술을 받았다.

"그냥 가자, 받아들이자 했어요. 그런데 받아들이자 하면서도 밤이 되면 살고 싶어. 살고 싶다 라는 생각이 간절했어요. 몇 년만 살게 해 주면 여행 한번만 하고 그때 가겠다고. 밤마다 하는 기도가 그거였어요."

박금순씨는 힘겨운 투병생활을 하며 오로지 살고 싶다는 열망으로 무려 12차에 걸친 힘겨운 항암치료를 견뎌냈다. 하지만, 박금순씨를 더욱 더 괴롭힌 것은 폐암 후유증으로 밤낮없이 시작된 기침이다. 거의 2~3년 동안 잠도 못 자고 기침을 해 대니 목에서는 피가 나왔다. 아픈 것 보다 더 견디기 힘든 것은 기침으로 인해 잠들지 못하는 것이었다. 기침이 멈추질 않아 잠을 못 자니 결국 수면제를 먹을 수 밖에 없었다.

지독한 기침,
제발 멈추어 다오!

밤낮으로 기침을 계속 하다 보니 요양원의 다른 환자들은 박금순씨를 피하기 시작했다. 결국 박금순씨는 혼자 방에서 쓸쓸히 밥을 먹고 혼자 생활을 해야 했다. 그러던 중, 어떤 할머니가 "기침 참 많이 하네. 저기 산에 가면 개복숭아 있으니 그걸 가지고 효소에 담가 먹어봐라!" 하고 말씀해 주셨다. 그날부터 박금순씨는 몇 날 며칠을 미친 듯이 산속을 헤매며 개복숭아를 찾아 다녔다. 기침을 멈출 수만 있다면 무엇이든 해보고 싶었던 것이다.

"개복숭아를 따서 설탕에 담근 지 3개월도 안됐는데, 급해서 컵으로 한 컵을 따라 마셨어요. 자다가 새벽 2시에. 그런데 아침에 기침이 멈췄어요. 우연의 일치일지 모르지만 정말 신기했어요."

개복숭아는 익기 전엔 그 맛이 워낙 쓰기 때문에 주로 효소에 담가 먹는다.

"매실은 매끌매끌 하지만, 개복숭아는 털이 있어요. 야생에서 자랐기 때문에 굵기가 엄지손가락만해요. 그리고 다 자라기 전에 일반 복숭아는 먹을 수 있는데 야생복숭아는 써서 먹지를 못합니다."

박금순씨는 개복숭아 10kg을 기준으로 유기농 설탕 5kg을 넣은 후, 그늘에 가만히 뒀다가 6개월 정도 지나서 먹는다. 기침이 심할 때는 원액 자체를 소주잔 한잔 정도로 마시고 기침이 없을 때에도 물과 희석해 수시로 먹는다.

* 개복숭아 먹는 법

- **손질법:** 물에 깨끗이 씻어 잔털을 제거해준다.
- **설탕의 양:** 개복숭아와 설탕은 2:1 비율이며, 유기농 설탕을 쓰는 것이 좋다.
- **숙성법:** 그늘에서 3개월 숙성 후 건더기는 건져내고 다시 3개월을 더 숙성시킨다.
- **보관법:** 오랫동안 두고 먹기 위해서는 반드시 냉장보관을 한다.
- **섭취법:** 기침이 심할 때마다 원액자체를 소주잔 한잔 정도 마신다. 수시로 섭취할 시에는 물에 희석시켜 먹는다.

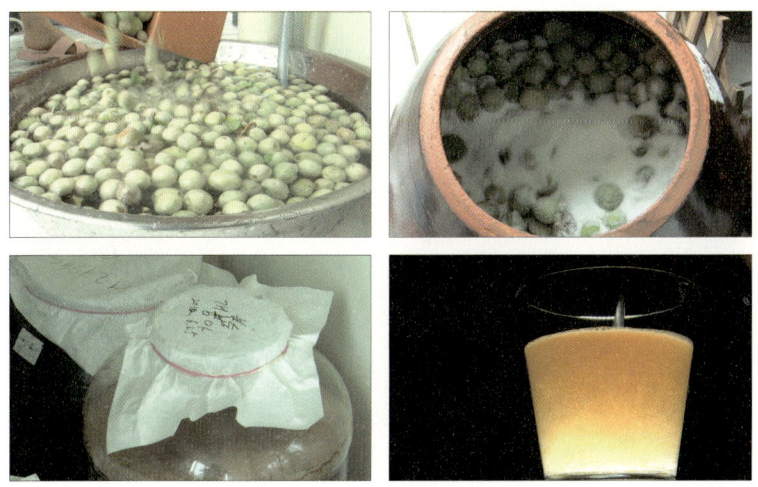

깨끗한 개복숭아, 명약이 따로 없다!

개복숭아는 도심주변에서도 쉽게 볼 수 있지만, 아무거나 먹으면 안 된다. 박금순씨는 청정 자연에서 깨끗하게 자란 개복숭아 만이 그 약효가 있다고 말한다.

"이걸 70킬로 딸 때면, 다 딸 때까지 하얀 장갑이 끝까지 하얀 색이어야 해요. 공해가 없는 걸 드셔야 한다는 거죠. 이렇게 만져도 먼지가 하나도 없는 것."

박금순씨는 꾸준히 개복숭아를 먹어온 결과, 기침을 멈췄을 뿐만 아니라 폐암도 이겨낼 수 있었다고 한다. 암 선고 이후 5년, 현재 완치 판정은 물론 재발도 없는 상태다. 그 덕분에 박금순씨는 좋아하는 노래를 다시 부를 수 있게 되었다. 그녀는 전국을 돌아다니면서 봉사활동도 한다. 개복숭아가 박금순씨에게 새 삶을 찾아준 것이다.

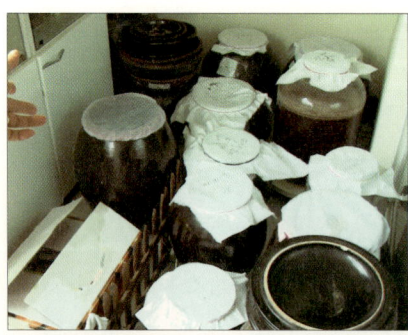
| 베란다에 가득한 항아리들

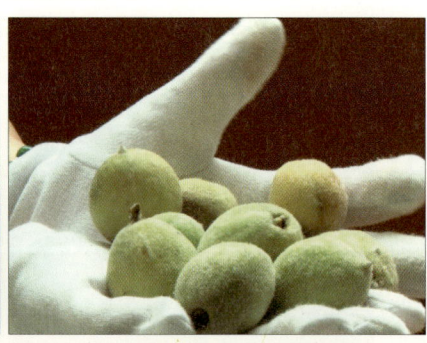
| 항아리에서 개복숭아를 꺼내는 박금순 씨

"항암에 도움을 주는 건 모르겠지만, 저는 폐가 개복숭아 덕분에 좋아졌다고 확신해요."

최근 개복숭아가 건강식품으로 사람들에게 알려지면서 다시 귀한 대접을 받고 있다. 개복숭아는 비타민이나 유기산성분이 많아 피로회복과 면역증강에 탁월한 효과를 보인다. 전문가들도 섭취방법에 유의하면 건강에 도움이 된다고 말한다.

복숭아의 과육에는 필수 아미노산 뿐만 아니라 비타민이나 페틴이 많이 들어있어 피로를 풀어주고 면역력을 증강시켜주는 효과가 있습니다. 특히 복숭아 씨앗의 아미그달린 성분자체는 기관지 쪽에 기능을 강화시켜주면서 기침을 멈추게 하고 신경을 안정시켜주면서 항산화 작용을 하기 때문에 천식이나 폐암 환자들에게 도움이 될 수 있습니다.

이광연 한의학 박사

야생 복숭아의 씨나 익지 않은 과육에는 아미그달린이라는 성분이 있는데 아미그달린은 소량의 경우 우리 몸에 유익한 작용을 하기도 하지만, 그냥 섭취하게 되면 장내 소화효소가 결합되어 중독을 일으킬 수 있습니다. 그러나 아미그달린은 설탕을 이용해 효소를 만들거나, 알코올로 발효를 시키면 산 효소 가열처리에 의해서 분해가 되고 독성에 중독될 염려 없이 안전하게 섭취할 수 있습니다.

김혜영 용인대학교 식품영양학과 교수

사람들에게 외면당하고 버려질 뻔한 과일이 박금순씨에게는 세상의 둘도 없는 명약이 되었다. 자연이 준 수많은 먹거리들, 주위를 자세히 둘러보면, 우리에게 꼭 맞는, 꼭 필요한 음식이 숨어 있을지 모를 일이다.

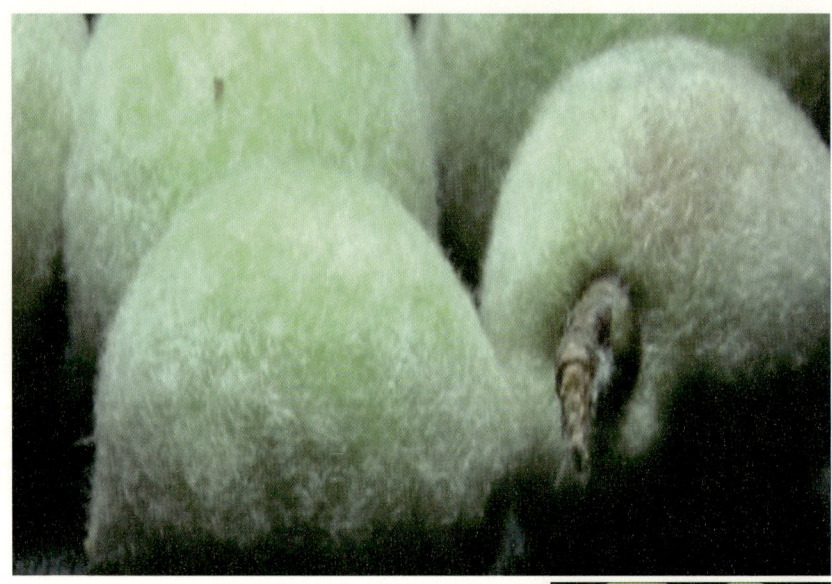

| 개복숭아(위쪽)와 매실(오른쪽)의 구분

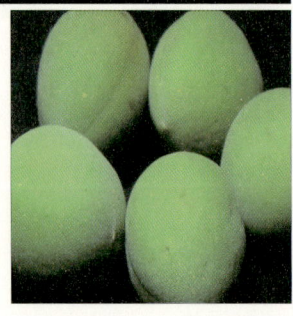

궁금해요?

📖 개복숭아에 대해 조금 더

언뜻 보기에는 모양이 매실과 비슷하지만 털이 있어 그 차이가 구별이 된다. 개복숭아는 산 속 깊은 곳에서 자라는 야생 복숭아로 돌복숭아, 산복숭아로도 불리는데, 우리나라 토종 복숭아로 개량종에 비해 열매가 작고 신맛이 강해 과일로 대접받기 보다는 버려지는 경우가 많다.

졸복

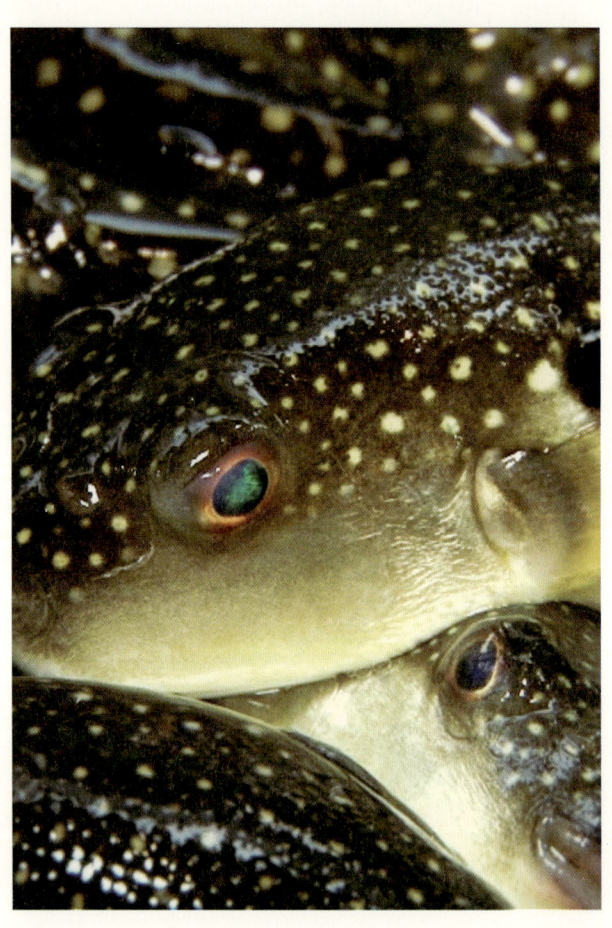

독은 독으로 푼다?

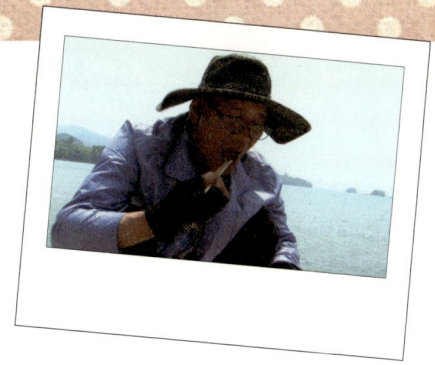

우리나라 3대 어항 중 하나인 경남 사천의 삼천포항. 싱싱한 수산물이 넘쳐나는 이 곳에서 바다의 힘으로 암을 이겨냈다는 유덕영씨가 살고 있다. 유덕영씨는 건강을 위해 항구에서 특별한 생선을 구입하거나 직접 낚시로 잡아 생선을 얻는다.

유덕영씨가 낚시로 잡은 생선은 복어, 졸복이다. 졸복은 복어 중에서 가장 작지만, 독은 가장 강력하다고 알려져 있다. 크기는 작아도 영양이 풍부해 미식가들 사이에서는 꽤 유명하다. 〈동의보감〉에서도 '허한 것을 보하고 습한 것을 없애' 여러 병의 치료에 졸복이 쓰였다고 기록되고 있다.

특히 복어 살에는 콜라겐과 타우린이 풍부해서 고혈압, 당뇨, 신경통 등의 성인병 예방에도 좋고 간을 보호하는 아미노산이 많아서 해독과 숙취해소 알코올중독 예방에도 좋습니다. 등 쪽은 검은 부분에는 강력한 항산화제인 셀렌이라는 미네랄이 포함되어 있어 암 예방뿐만 아니라 정력 감퇴나 갱년기 장애에도 효과적입니다.

이경섭 원장 'ㄱ' 한방병원

"이거 생으로 먹으면 무척 맛있어요. 육질이 단단해 가지고. 제가 직접 회를 떠서 먹어요."

독이 든 졸복을 직접 요리해서 먹는 것이 안전한지에 대한 의문이 든다. 해마다 반복되는 복어 독 중독 사고 때문이다. 몇 해 전 추자도 주민과 탤런트 현석씨를 공포에 떨게 한 사건 역시 바로 복어 독 때문이었다.

복어로 이긴 폐암

잘못 먹으면 목숨도 앗아가는 치명적인 졸복을 유덕영씨는 왜 먹는 것일까. 유씨는 2년 전 폐암 4기 진단을 받았다. 암세포가 간까지 전이돼 손을 쓸 수조차 없었다. 그 때 마지막으로 선택한 것이 졸복 독이다.

"제가 폐암 4기에서 말기라는 진단을 받고 항암 투약을 해오던 중, 항암제가 개발된 게 없고, 그래서 실의에 빠져서 제가 헤매던 중에 지인을 통해 졸복을 먹으면 폐암에 좋다는 얘기를 듣고 현재 졸복을 먹고 있습니다. 먹고 나면 혀가 얼얼한 느낌도 오고 입 주위가 조금 약간 옻 오른 것 같이 될 때고 있고. 살기 위해서 먹었으니까 어떤 느낌보다는 내가 이걸 먹어야 살겠다는 신념 하나로 먹게 되었습니다. 졸복을 먹고 난 이후로 피부도 좋아지고 모든 생활이 활기찹니다."

조심조심
졸복 먹기 노하우

"배를 절개를 해서 하면은 피가 흐르고 독이 다 빠져 나가니까 통째로 말려야 독을 안에 있는 것을 충분히 먹을 수 있기 때문에 통째로 말리고 있어요. 저는 이제 단련이 되어서 내성이 몸에 딱 배서 이렇게 먹는데, 일반인들은 따라 하면 안 되겠습니다. 맛은 바싹 말리면 멸치하고 거의 비슷합니다."

졸복 손질에서 유씨만의 노하우가 있다. 졸복의 독성분을 제거하지 않고 통째로 먹는 게 자신만의 비법이다. 졸복은 산란철이 되면 독성분이 가장 많아진다고 해서, 산란기에 좋은 졸복을 먹기 위해 유덕영씨는 바쁘게 졸복을 구하러 다닌다. 초봄부터 늦봄까지 열심히 모아야 다음해까지 일년을 버틸 수 있기 때문이다.

유씨는 졸복 뿐만 아니라 참복도 약으로 즐기고 있다. 그의 집 옥상에서 손질한 참복 알을 손수 말려 복용한다. 복어 중에서도 최고로 꼽히는 참복은 알이 큰 편이다. 하지만 워낙 고가로 구하기가 쉽지는 않다고 말

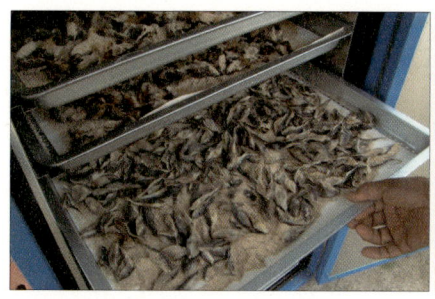
| 복어 건조대

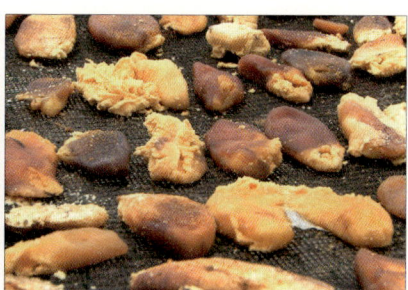
| 참복알

한다. 참복알은 잘 말려 분말로 만들어 놓으면 한 끼 식사로도 손색이 없다고 한다.

유씨는 졸복을 통째로 넣은 복 국도 즐겨 먹는다. 졸복의 독성분인 테트로도톡신은 끓인다고 해도 사라지지 않는다. 그렇다면 독성분이 그대로 녹아 있는 복국, 보통 사람들에겐 생명을 위협할 수 있는 위험한 국인 셈이다.

"일반 복어 집에서는 이렇게 복어국 안 끓여요. 보통 사람들은 이렇게 먹으면 안되죠. 저는 처음부터 조금씩 먹어서 지금은 괜찮습니다. 마음 놓고 먹어도 됩니다."

남편 혼자만 졸복을 먹는 게 안쓰러워 아내도 함께 먹기 시작한 졸복. 처음엔 병을 이기기 위해 절박한 심정으로 먹기 시작했지만, 지금은 하루도 식탁에서 빠지지 않는 음식이 되었다.

"매일 먹으니까 독인지 뭐인지, 내 몸에 독이 맞는 건지 참 맛있어요."

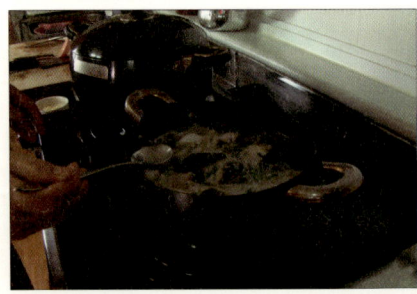
| 복국을 끓여주는 아내

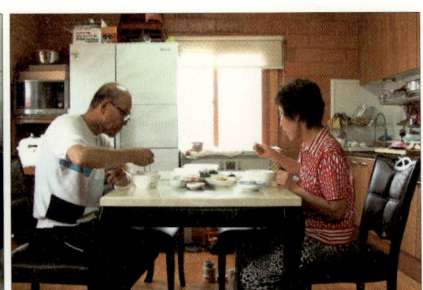
| 부부가 함께 먹는 복국

아내 역시 졸복을 먹으면서 혈압과 콜레스테롤 수치가 정상이 되는 효능을 몸소 체험했다. 복어의 독으로 암을 다스렸다고 믿는 유덕영씨의 건강은 회복되었을까?

현재 상황을 보면 맨 처음 진단을 받았을 때에 간 전이에 대한 증거는 더 이상 찾아볼 수가 없는 상태이고요. 더 이상 전이되지 않고 안정화 된 채 쭉 유지되고 있다 이렇게 판단하시면 됩니다.

강진형 가톨릭의대 종양내과 교수

항암치료 이후, 유씨의 몸 속에서 더 이상의 암세포는 진행되고 있지 않는 상태다. 하지만, 복의 독은 치명적인 만큼 반드시 전문의와 상의하고 복용하는 것이 현명한 방법일 것이다.

궁금해요?

 복어 독, 얼마나 위험한가요?

복어의 내장과 알에 들어 있는 독성분인 테트로도톡신은 청산가리의 약 13배 정도에 이르는 독성을 갖고 있어 한 마리에 성인 20명을 죽음에 이르게 할 정도로 위험하다.

간 때문이야~ 간 때문이야~ 피로는 간 때문이야~

몇 해 전 차범근 차두리 부자가 나와 모 광고에서 '간 때문이야~' 라는 노래로 인기몰이를 한 적이 있다. 직장과 가사에서 오는 스트레스와 피로 때문에 늘 지쳐 있는 간. 그래서일까? 우리나라 30~50대의 사망 원인 1위는 암, 그 중, 간암이 제일 많다고 한다. 하지만, 간암을 치료할 수 있는 현대 의학이 많이 발전하였고, 초기간암 생존율도 최근 3년간 85%에 이른다는 놀라운 소식들이 뉴스를 통해 들리고 있다.

...중년 사망의 주범, 간암 그리고 간경화, 간염

우리는 '암' 이라는 말을 들으면 가슴이 철렁 내려앉지만, 간경화나 간염이라는 말에는 큰 충격을 받거나 놀라지 않는다. 그런데 간암의 90%가 간경화로 시작된다는 통계가 있다. 그렇다면 간에게 찾아온 적신호는 무엇이든 무시할 수 없는 게 아닐까?

간염환자는 사회적 편견이나 불이익 때문에 병을 숨기거나 병이 심각해질 때까지 방치하는 경우가 많다. 그런 까닭에 수많은 간염환자가 간염에서 치료되지 못하고 간암에까지 이르게 되는 것이다. 간은 문제가 생겼을 때 바로 바로 치료를 하고 간에 좋은 생활습관과 식습관으로 정성스럽게 다스려야 한다. 그렇다면 어떤 생활습관, 식습관이 간을 다스릴 수 있을까? 여기 신기한 먹거리를 통해 간암을 극복했다는 사례자들이 있다.

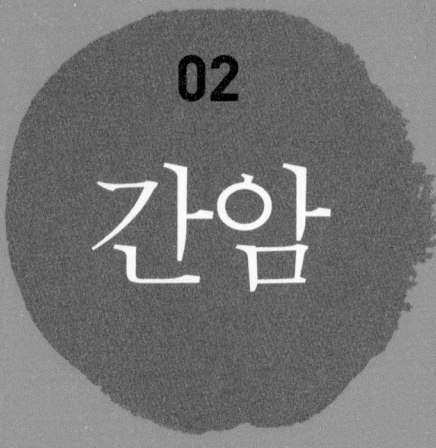

02 간암

엄나무 기름

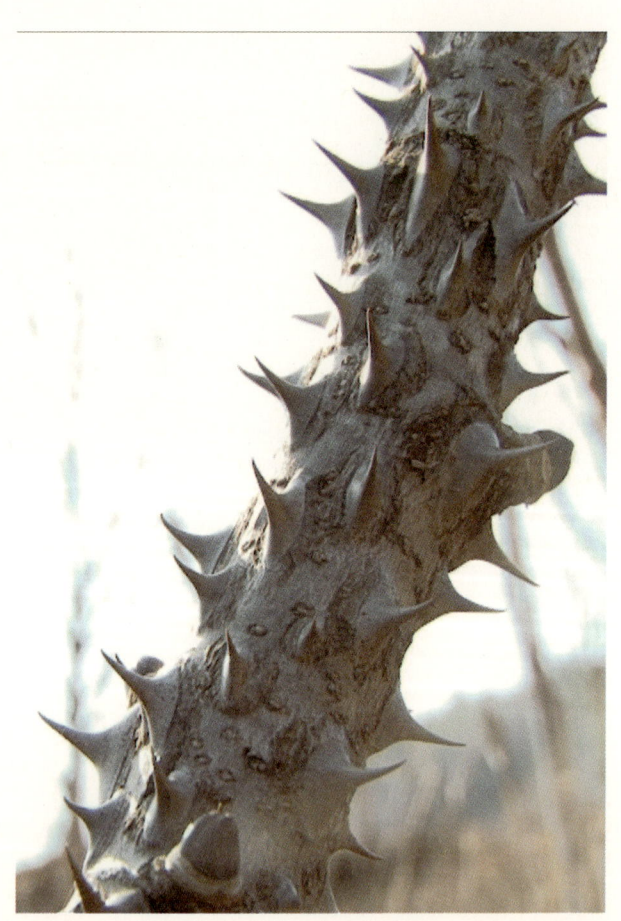

효자아들 이승재씨와 효자나무 엄나무

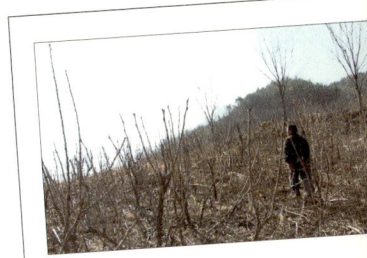

기름진 식습관은 만병의 근원이다. 그런데 여기, 건강을 지켜주는 기름이 있다고 한다. 장수의 고장으로 유명한 전남 광양 공기 좋고 물 좋은 이 마을에 간질환에 걸린 아버지의 건강을 나무 기름으로 찾아준 이승재씨가 살고 있다.

이승재씨 아버지의 병을 낫게 한 기름은 바로 엄나무 기름이다.

아버지 건강 때문에 알게 되었다는 엄나무. 이승재씨는 아버지의 건강이 좋지 않을 때면 바로 엄나무를 찾아 밭으로 간다. 엄나무는 간질환에 좋다고 많이 알려져 있지만, 보호수로 지정이 되어있기 때문에 이승재씨는 직접 엄나무 묘목을 사다 심었다.

"평소 술을 좋아하셨기에 10년 동안 꾸준히 간이 안 좋아지더니 결국 1년 전 간경화 초기 진난을 받으셨어요. 간수치가 일반인에 비해 5배가 높게 나왔어요. 간마지티피인가? 그 수치가 30이내여야 정상인데 아버지는 200도 넘고 300도 넘고 그랬어요. 복수도 차고 이러다가는 결국 간경화로 간다, 위험수위에 있다, 이런 말을 들으니 앞이 깜깜하더라고요."

이승재씨는 간에 좋다는 약이란 약은 모두 찾아 다녔다. 그러던 어느 날, 엄나무기름이 간질환에 좋다는 말을 들었고, 곧 바로 엄나무를 채취해 기름을 냈다.

이승재씨의 아버지는, 간경화 초기 진단을 받고 1년간 하루에 두 차례 꾸준히 엄나무 기름을 복용했다. 기력이 거의 없고 특히 코피가 자주 나던 아버지가 엄나무 기름을 드시고 나더니 코피가 나지 않고 얼굴 혈색도 돌아왔다. 석 달쯤 지나자 간수치가 내려가고, 의사에게 병이 없어졌다는 이야기를 들었다. 그리고 조금 더 지나니, 기력을 회복하고 곧이어, 장작도 패고 소일거리도 할 수 있을 만큼 건강해졌다. 1년이 지난 지금, 아들 이승재씨의 정성 덕분에 83세의 아버지는 여느 장정 못지 않은 힘을 자랑한다.

"아버지께서 원액을 드시고 간장질환이 좋아지지 않았나 그런 생각이 듭니다."

이승재씨 역시 어느 날부터인가 간수치가 올라가서 '유전이지 않을까?' 하는 생각에 엄나무 기름을 아버지와 함께 먹고 있다. 이승재씨는

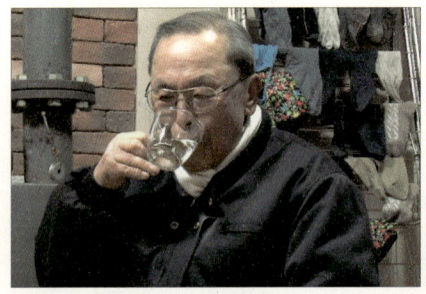
| 엄나무 기름을 드시는 아버님

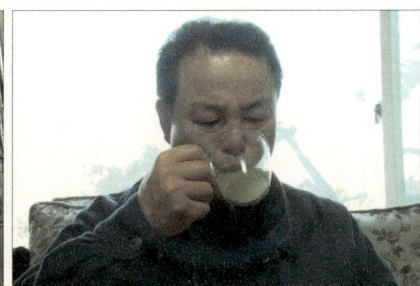
| 엄나무 차를 마시는 주인공

직접 해 온 엄나무를 잘게 썰어 차로도 우려 먹는데, 사포닌 성분이 있어 알싸한 향이 나는 것이 엄나무 차의 특징이라고 한다.

그런데 이승재씨의 아버지가 간 건강을 되찾은 것이 과연 엄나무 기름 덕분일까? 먼저 엄나무에 대해 한의사들은 간 기능에 도움이 될 수 있다고 말한다.

엄나무 효능 자체가 간경락으로 들어가기 때문에 간기능 개선에도 도움이 될 수 있습니다.

이광연 한의사

하지만 일반 병원에서는 이승재씨와 아버지의 간 건강이 호전된 것이 꼭 엄나무 기름 때문은 아닐 것이라고 조언한다.

환자분들이 간에 대해 걱정이 많아 엄나무 기름을 복용하셨지만, 절주를 하고, 다른 생활습관이 개선되면서 그로 인해 복합적으로 좋아진 걸로 생각됩니다. 의학적 판단하기에는 엄나무 때문만으로 좋아진 것이라고는 판단하기 어렵습니다.

김성구 'ㅅ' 병원 내과 원장

전문가들의 의견은 아직 분분하지만, 엄나무 기름이 좋다는 것을 믿고, 직접 엄나무 기름을 만들어 먹는 사람도 있다.

엄나무 기름, 이렇게 만들면 당신도 전문가

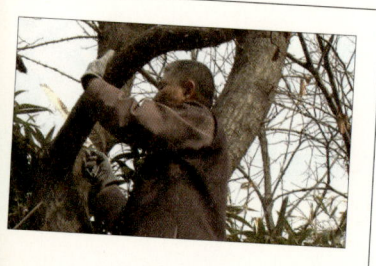

충남 서천에서 엄나무 기름을 전통재래 방식으로 만드는 사람이 있다. 56세의 황인갑씨. 황인갑씨는 직접 엄나무 가지를 잘라 기름을 만든다. 황인갑씨에 따르면, 엄나무는 가시가 많은 것이 특징이고, 이런 엄나무의 가시는 커갈수록 줄어든다. 오래된 엄나무 일수록 약효는 배가 되고 가시는 줄어들기 때문에 최소 70년 이상은 돼야 그 약효가 좋다고 말한다.

그런데 황인갑씨는 왜 엄나무 기름을 만드는 걸까?

"몇 년 전 오토바이사고가 나서 어깨를 못 썼는데, 엄나무 기름을 먹고 지금은 운동도 마음대로 하고 나무도 자연스럽게 올라갈 수 있습니다."

평소에 민간요법에 관심이 많았던 황인갑씨는 엄나무 기름이 관절에 탁월하다는 말을 듣고 먹기 시작했다. 효과가 나타났고 지금은 아예 직접 기름까지 내게 된 것이다. 그런데 엄나무 기름은 만드는 방법이 꽤 까다롭다.

"보면 가시가 있잖아요. 가시를 제거해 줘야 해요. 왜냐하면 가시 있으면 기름내는 과정에서 타르가 생깁니다. 껍데기가 있어서요. 그래서 가시를 제거해 주는 거에요."

엄나무의 가시를 제거한 엄나무 나뭇가지를 항아리에 담는다. 이 때, 너무 가득 담으면 불을 지핀 후 내부에서 연기가 순환이 잘 안되기 때문에 약간의 공간은 남겨둬야 한다. 그 후, 기름 받을 빈 항아리를 땅에 묻고 빈 항아리 입구에 엄나무 가지를 담은 항아리를 엎는다. 항아리 겉면에 황토를 바르고 그 주변에 드럼통을 씌운 후 왕겨를 가득 부어 불을 붙이면 기름 낼 준비가 끝난다.

"5일 밤낮으로 불을 꺼뜨리면 안되고, 5일을 계속 불을 지펴서 온도를 일정하게 유지시켜줘야 이게 만들어 집니다."

엄나무 기름은 엄나무가 타면서 생긴 연기가 자연스럽게 냉각되어 액상으로 변한 목초액 성분으로 80~90%가 수분이다. 엄나무처럼 목초액을 만들어 사용하는 나무로는 살균작용을 하는 꾸찌뽕, 장수 식품 중 하나인 두충, 피부병에 좋다는 싸리나무가 있다.

음용할 목초액은 황색 연기가 날 때 채취한 것이 좋은데, 처음 숯을 피울 때 나는 촉촉한 연기는 독성이 많고 낮은 온도에서 5일간 숯을 태워 얻은 황색연기가 독성이 적다고 한다. 이렇게 얻은 목초액은 타르제거를 위한 1차 정제과정을 거쳐야 하는데, 정제 후 6개월간 항아리에 밀봉해주면, 숙성되면서 목초액과 불순물이 분리된다고 한다.

* 엄나무 기름 만드는 방법

- 나무자르고 가시 손질한다.
- 항아리안에 나무를 담는다.
- 빈항아리를 땅에 묻고 엄나무 가지를 담은 항아리를 엎는다.
- 맞댄 항아리에 불을 지핀다
- 항아리 겉면에 황토를 바르고 그 주변에 드럼통을 씌운 후 왕겨를 가득 부어 불을 붙인다.
- 5일 동안 불을 피우고, 목초액을 추출한다.
- 타르제거를 위해 6개월간 항아리에서 숙성시킨다.

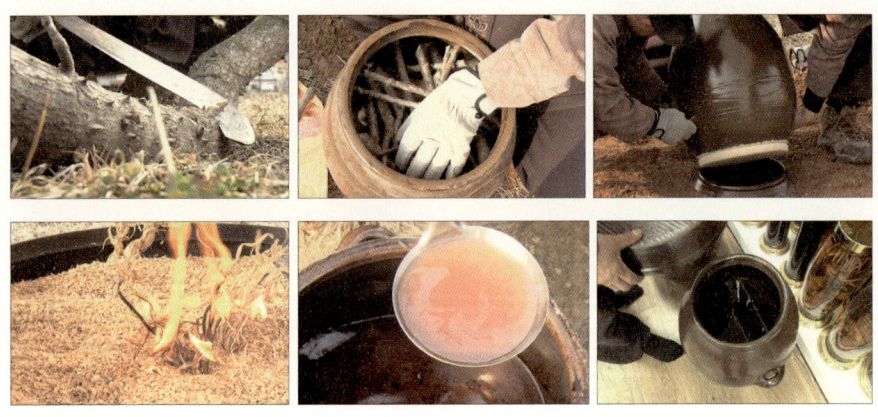

달콤 쌉싸름한
엄나무 기름 드세요!

이렇게 어렵게 얻은 엄나무 기름, 어떻게 먹으면 좋을까? 이승재씨 부자처럼 직접 원액을 마실 수도 있지만, 간편하게 나물에 넣어 무치거나 백숙을 끓일 때 넣어도 효과적으로 섭취할 수 있다.

엄나무 기름을 넣고 나물을 무치면 향이 더 진해지고 상큼한 맛이 더 강해진다. 초산 성분이 다량 함유된 엄나무 기름은, 신맛이 강한데 따로 복용할 필요 없이 식초처럼 사용해도 좋다. 또 닭 백숙에 엄나무 기름을 적절히 활용하면 잡내와 기름기를 제거하는 효과를 볼 수 있다.

그런데 엄나무 기름은 이렇게 마냥 먹어도 되는 것일까?

엄나무 기름뿐 아니라 죽력도 나무로 기름을 내어서 산성이 굉장히 높습니다. 그래서 지금처럼 정제를 많이 하고 숙성을 시켰다고 해도 산도 자체가 워낙 높기 때문에 드실 때 복용량이라든가 방법에 있어 주의를 요할 필요가 있는 약재입니다.

문경숙 'ㅂ' 한의원 원장

여러 가지 기능을 가지고 있는 엄나무 기름. 자신의 몸에 잘 맞는지 확인하고 적절히 복용하면 건강한 삶을 앞당기는데 분명 도움을 줄 것이다.

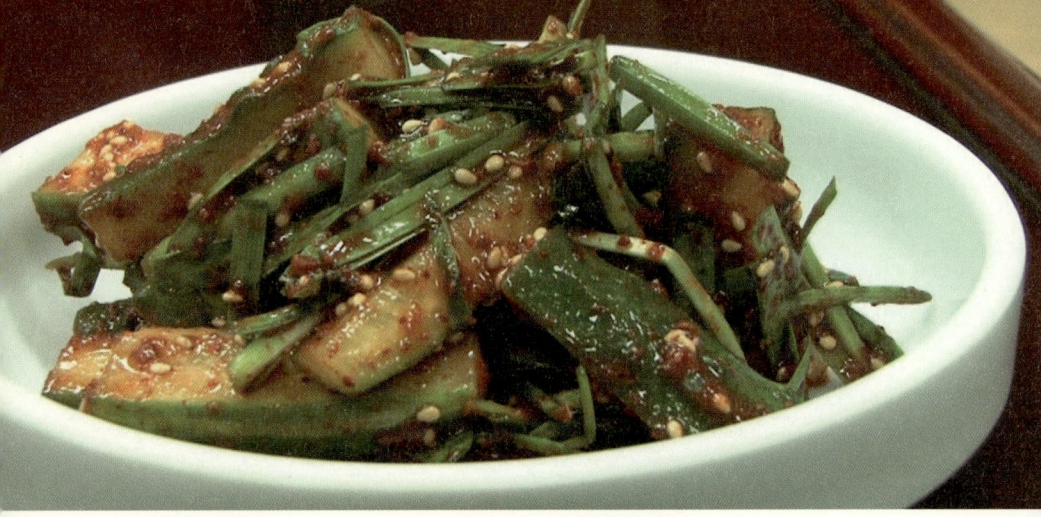

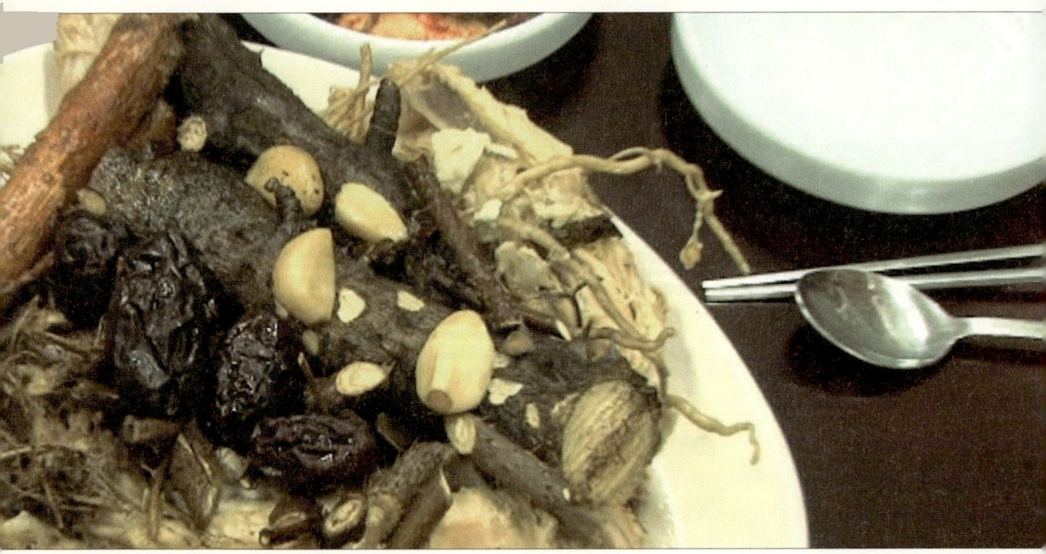

| 나물무침(상)과 엄나무 백숙(하)

엄나무 기름

궁금해요?

📖 엄나무, 어디에 좋을까?

백숙에 넣어 조리해 먹는 것인 줄만 알았던 엄나무. 먹으면 무엇이 좋을까? 엄나무의 약명은 '해동목'. 만성간염과 신경통, 요통에 효험이 있고 뿌리의 즙은 늑막염에 좋다고 알려져 있다. 관절염, 종기, 암, 피부병, 만성간염, 늑막염에 효과가 있다. 당뇨병에도 일정한 치료작용이 있고 강장작용 및 신장의 기능을 튼튼하게 한다. 껍질과 뿌리껍질을 쓰기도 하고 잎을 그늘에 말려서 차를 달여 마시면 좋은 약효가 있다. 껍질은 속 껍질만 사용한다. 또, 엄나무 기름은 일반적으로 만성신경통, 관절염, 옴, 종기, 피부병에 좋다고 알려져 있다.

잔나비 불로초 버섯
•

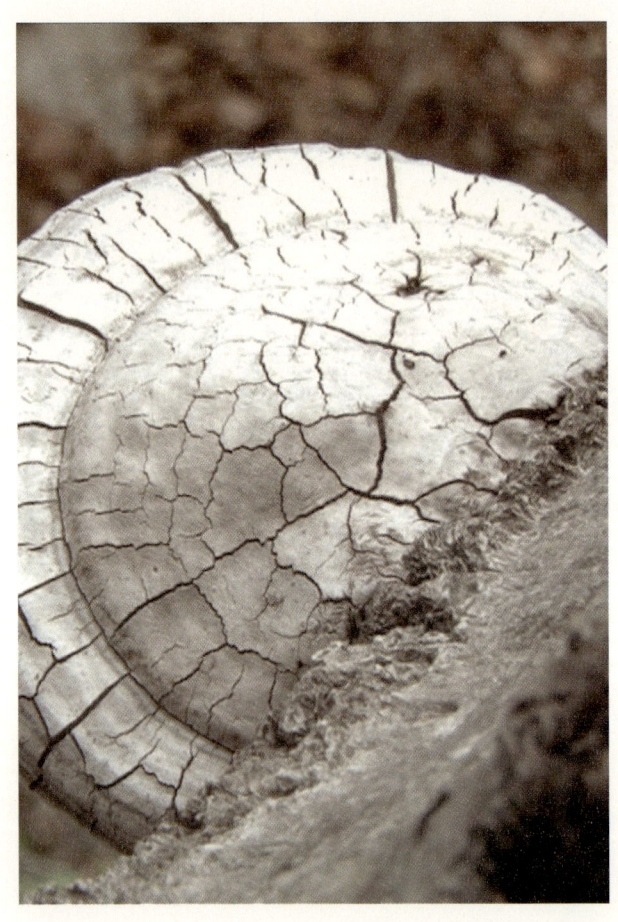

담석 후유증을 '불로초'로 극복하다?

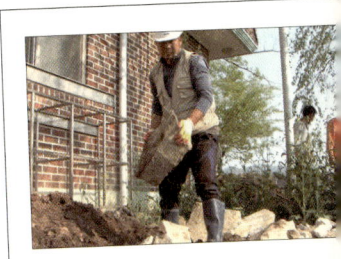

전라남도 구례의 한 공사장. 돌을 다듬어 축대를 쌓는 현장에서 커다란 돌덩이를 맨손으로 깨고 옮기는 사람이 있다. 그를 가리켜 천하장사라고 해도 모두 수긍할 만큼 건강해 보이는 남자, 김형훈. 그런데 김형훈씨는 특별한 버섯으로 잃었던 건강을 되찾은 사람이다.

7~8년 전, 그는 속이 아프기 시작했다. 잠을 자면 쪼그려 자던지 배를 움켜쥐거나 토할 만큼 아팠다. 살도 점점 빠져 48킬로그램까지 빠지니, 덜컥 겁이 났다. 100킬로그램을 넘는 체중을 가졌던 사람이 1년 만에 50킬로그램 정도가 빠진 것이다.

의사는 간에서 분비된 쓸개즙을 운반하는 관인 담도에 결석이 생겼기

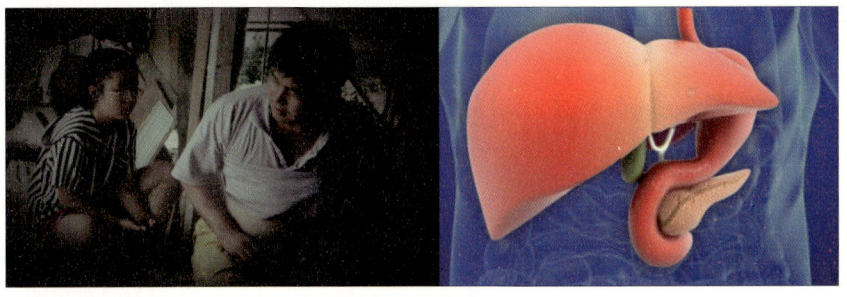

| 뚱뚱했던 김형훈씨 | 담도 사진

때문이라고 했고, 서둘러 김형훈씨는 수술을 받았다.

"의사가 수술 끝나고 몸 속에서 꺼낸 돌을 보여주는데, 굉장히 많더라고요. 검은색, 흰색 4~50개 정도. 놀랬죠. 너무 많이 나와서요. 담도에서 그렇게 많이 나올 줄은 상상도 못했어요."

김형훈씨는 수술 후, 재발방지와 기력을 찾기 위해 특히 염증에 좋다는 잔나비 불로초버섯을 본격적으로 먹기 시작했다.

"수술을 하고 여러 가지를 먹어봤는데, 잘 안 맞아서 많이 헤맸어요. 그러다가 잔나비 불로초 버섯을 알게 되어 먹다 보니, 내 몸에 맞는 것 같았죠. 몸무게도 48킬로그램에서 78킬로그램까지 쪘어요. 지금은 힘들게 일해도 몸이 괜찮아요."

김형훈씨는 하루도 빠지지 않고, 잔나비 불로초 버섯 물을 마셨다. 그런데 불로초라하면 진시황도 찾아 다녔다는 생명의 약재가 아닌가? 불로초라는 이름을 가진 놀라운 버섯은 과연 무엇일까?

그 실체는 청정자연의 보고라 할 수 있는 △△산에서 찾을 수 있다. 김형훈씨는 △△산 산행 다섯 시간이 넘어 겨우 잔나비 불로초 버섯을 찾을 수 있었다.

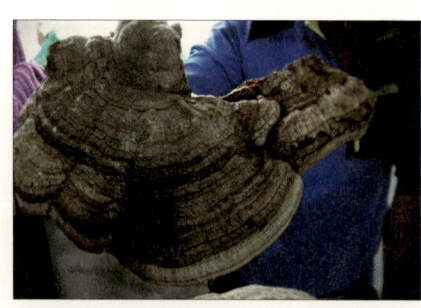

| 버섯을 보여주는 김형훈씨

"이게 남들한테 버섯이라도 이게 내 몸을 낫게 해주는 것이라, 난 불로초라고 불러요."

"엄청나게 크죠. 이 테두리가 1년씩 큰 거에요. 이건 16년 이상 컸다는 거죠."

주로 활엽수 고목이나 그루터기에서 자라는 잔나비 불로초 버섯은 통증과 종양을 없애는 약용버섯으로 알려져 있다. 넓적한 비행접시를 닮은 듯 기묘한 모습으로 원숭이가 위에서 놀았다고 해서 '잔나비 걸상버섯', '원숭이 의자버섯'이라고도 불리며 해외에서는 크기가 60센티미터 정도 되는 것도 발견된다고 한다.

김형훈씨는 이렇게 어렵게 구해 온 잔나비 불로초 버섯을 끓여서 물처럼 마신다.

그런데 잔나비 불로초 버섯을 달일 때 김형훈씨는 반드시 겨우살이를 함께 넣는다. 겨우살이는 버섯처럼 다른 나무에 기생하여 사는 약초인데 몸에도 좋지만 겨우살이가 잔나비 불로초 버섯의 쓴 맛을 부드럽게 잡아주는 역할도 하기 때문이다.

* 불로초물 만드는 방법
- 잔나비 불로초 버섯을 깨끗이 손질해 물에 넣는다.
- 이때, 겨우살이를 넣고 푹 달인 후 식힌다.

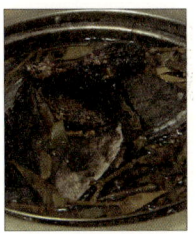

이렇게 하루도 빠짐없이 보리차처럼 잔나비 불로초 버섯 물을 마신 지 4년 째, 김형훈씨는 몸 상태가 아프기 전보다 더 좋아졌다고 말한다.

나는 돈, 명예보다 버섯이 좋다!

김형훈씨는 잔나비 불로초 버섯 외에도 다양한 버섯들을 보관하고 있다. 모두 자연산으로 보기 힘든 귀한 버섯들이다. 자연에서 산삼보다 더 찾기 어렵다는 꽃송이버섯, 살아있는 소나무 밑에서 자라는 버섯의 왕, 송이버섯, 버섯 중 최고의 맛과 향을 자랑하는 천연소화제 능이버섯까지, 그가 20년 동안 모아온 진귀한 야생버섯들은, 실제 각 연구기관과 대학 등에서 약용효과를 밝히는 시료로도 쓰이고 있다.

김형훈씨는 이런 자연산 식용버섯으로 음식을 자주 해 먹는다. 김형훈씨가 즐겨 먹는 것 중 하나는 석이, 송이, 능이, 싸리, 노루궁뎅이, 꽃송이버섯 등 9가지 자연산 버섯을 넣고 끓이는 특제버섯전골. 버섯 자체에서 천연육수가 우러나오기 때문에 약간의 소금 외에 다른 양념은 필요 없다.

이렇게 버섯을 사랑한 김형훈씨. 담도 결석 수술을 한지 7년이 지났는데, 건강 상태는 어떨까? 담도 결석은 3년 안에 재발률이 1/3이나 될 정도로 재발률이 높은

| 꽃송이 버섯

질환이지만, 다행히 김형훈씨의 담도와 간은 아무런 이상이 없었다.

환자분이 과거 7~8년 전에 내시경으로 담도 결석 제거 한 내력이 있습니다. 담석 재발했나 분석하기 위해 복부 정밀 촬영을 하였습니다. 다행히 재발 흔적 없고 간기능 약화 없으니 상태는 좋은 듯 합니다.

김도형 'ㅅ'병원 소화기내과 전문의

최근, 국내 한 연구진이 잔나비 불로초 버섯의 항염증효과를 밝혀낸 결과가 있다. 염증유발물질을 치사농도로 주입한 쥐에게 잔나비 불로초 버섯을 투여하여 실험을 하였더니, 놀라운 결과가 나왔다.

염증이 유발된 쥐에 잔나비 불로초 버섯을 일주일간 경구투여했는데요. 그 결과 잔나비 불로초 버섯을 투여하지 않은 쥐는 100% 취사율을 나타냈지만 잔나비 불로초 버섯을 투여한 쥐는 60%이상 생존율 높이는 결과를 얻었습니다.

정원석 전남한방산업진흥공단 박사

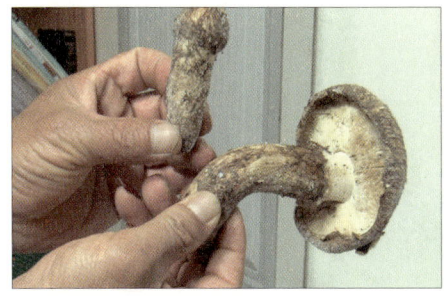
| 송이버섯

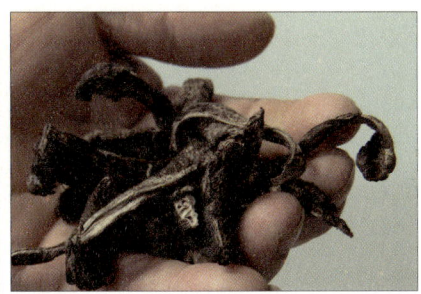
| 능이버섯

산이 주는 선물, 건강

20여 년 산행 경력으로 지리산 곳곳을 안방처럼 꿰고 있는 김형훈씨가 오늘도 산에 오른다. △△산에는 유난히 귀한 버섯들이 많이 있다.

운지 버섯은 구름처럼 뭉게뭉게 피어난다고 하여 붙여진 이름으로 콜레스테롤 수치를 낮춰 성인병에 도움이 된다. 또, 죽은 아카시아나무에서 자라는 아카시아 재목버섯이 있다. 항암과 항바이러스 효과가 있어 장수버섯이라고도 불린다. 바위에 붙어 있는 귀와 같다고 하여 불리는 석이버섯. 해발 900미터 고지이상의 바위에서 자라며 10년 이상 자라야 채취할 수 있다는 자연산 석이버섯은 당뇨, 고혈압, 위장질환에 쓰인다.

"석이버섯은 밧줄 달고 바위 타고 내려와서 따야 하는데 대부분 이거 따는 사람들은 사고가 많이 나요. 궁중요리에 이게 안 들어가면 안되죠. 이게 그 정도로 좋은 버섯인데. 난 이 버섯은 안 따요. 이거 뭐할 거요. 자연 그대로가야지. 이거보다 오백 배는 더 좋은 것도 있어요."

김형훈씨는, 귀한 버섯이라도 필요하지 않으면 따지 않는다. 이는 자연

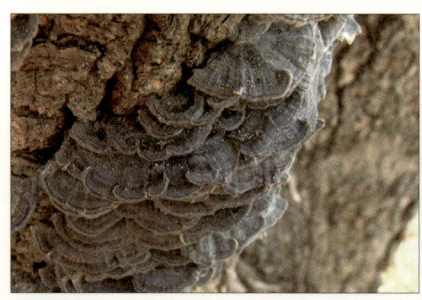
| 운지버섯

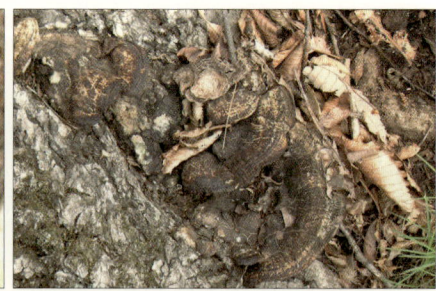
| 아카시아재목버섯

잔나비 불로초 버섯

의 이치를 거스르지 않는 것이 가장 중요하다고 여기기 때문이다. 김형훈 씨는 그래야 자연이 자신에게 주는 선물을 받을 자격이 생기는 것 같다며 환하게 웃는다.

📖 산에 있는 버섯, 모두 먹어도 되나요?

너무 눈에 띄는 색깔이나 화려한 생김새를 가지면 보통 독버섯일 것이라는 생각이 많다. 농업진흥청의 석순자 박사는 색깔이 화려하고 세로로 찢어지지 않고 유액이 나오는 것을 독버섯이라고 생각하는데, 사실 독버섯은 외형적인 특성이나 색깔변화로 구분할 수 없다고 말한다. 예를 들면 버섯 하나로 4,5명을 죽일 수 있다는 맹독성 독우산 광태버섯은 느타리 버섯과 혼동하기 쉽다. 석순자 박사는 야생에서 버섯을 수집해서 먹고 싶다면 전문가에게 의뢰를 해서 식용인지 독인지 구분해서 먹는 것이 가장 안전한 방법이라고 귀띔한다.

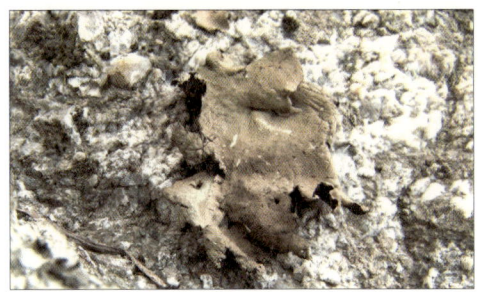
| 석이버섯

흰 민들레 뿌리

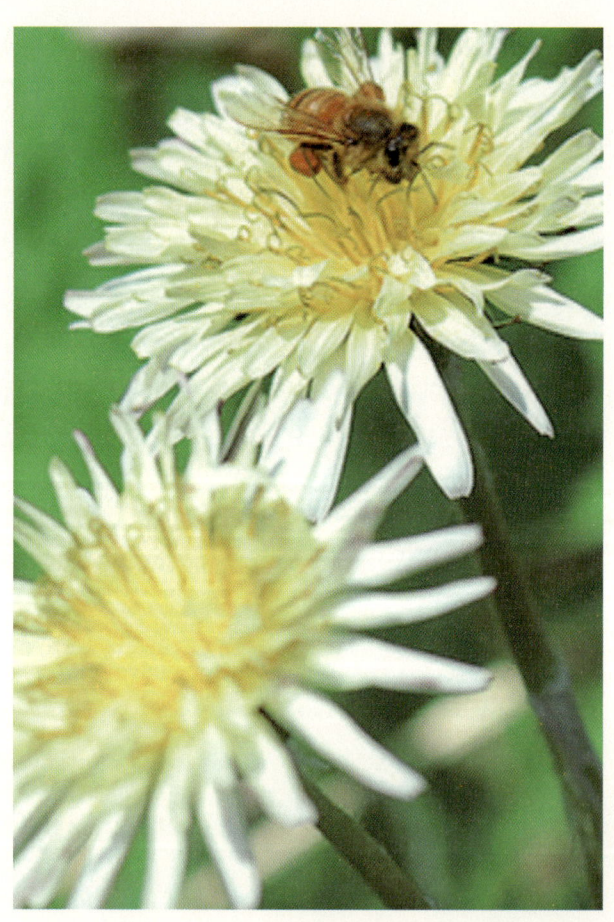

나는 뿌리가 좋다

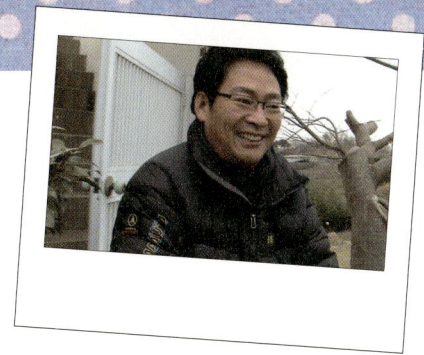

 땅의 기운을 그대로 머금은 뿌리가 산삼보다 귀하다고 말하는 사람들이 있다. 뿌리가 관절염은 물론 간암까지 낫게 한다는데 여기, 한 겨울에 더욱 더 빛을 발한다는 뿌리의 신비한 효능을 소개해 줄 사람이 있다.
 경남 함안. 최경주씨는 이 곳에서 직접 농사를 지으며 어머니를 위한 뿌리를 약으로 얻고 있다. 오늘도 한 겨울 땅 속에서 '잠을 자고 있다'는 뿌리를 캐고 있는 최경주씨. 그런데 왜 하필이면 한 겨울 얼어있는 땅 속의 뿌리일까?
 식물은 봄부터 가을까지는 꽃을 피우고 씨를 맺기 위해 모든 영양분을 사용한다. 하지만 겨울에는 뿌리에 영양분을 비축해 두기 때문에, 한 겨울의 뿌리가 가장 영양분이 많다고 최경주씨는 말한다.

 "잎은 봄에 채취하고, 뿌리가 제일 약성이 좋을 때가 겨울입니다. 겨울에 봄을 맞이하기 위해서 동면하고 있는 이 때가 최고 영양가가 높죠."

 최경주씨가 가장 좋아하는 것은 흰 토종 민들레 뿌리다.
 토종 민들레는 일반 민들레와 무엇이 다를까? 일반적으로 민들레는 모두 노란색으로 알려져 있지만, 우리나라 토종 민들레는 흰색이다. 하지만 지금은 노란 서양 민들레가 널리 퍼져있어 토종은 찾아보기 어렵다.

"이게 10년 이상 된 흰 토종 민들레 뿌립니다. 이게 어머니를 살렸거든요."

뿌리로 지킨 효심

1988년, 아버지께서 간암으로 돌아가시고, 5년 뒤 어머니까지 간암에 걸렸다. 간암 3기로 상태가 심각했지만 수술은 엄두도 내지 못할 상황이었다. 어머니는 급속도로 병이 진행되었고, 가족들은 만약의 경우 돌아가실 준비까지 해 놓았다. 그때 우연히 흰 민들레의 효능을 알게 된 최경주 씨. 그는 어머니를 위해 토종 민들레인 흰 민들레를 재배하는 방법까지 연구하기 시작했다. 흰 민들레 종자를 구하기 위해 방방곡곡 다니지 않은

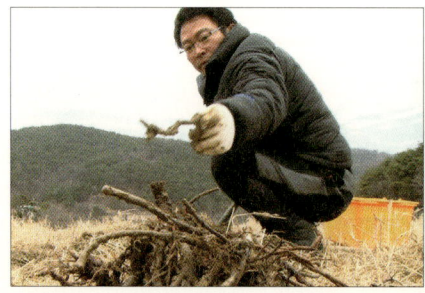
| 뿌리를 캐는 최경주씨

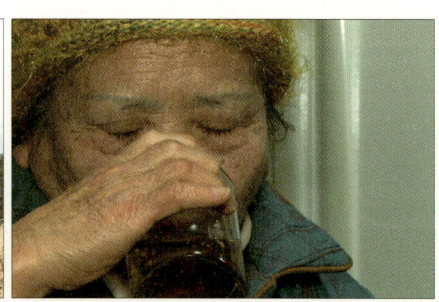
| 민들레차를 마시는 어머니

곳이 없을 정도다.

"많이 아팠는데 그때는 암이라 소리 안 했거든요. 낫고 나니까 간 암이라케예. 그러니 내가 얼마나 겁을 먹었겠습니까?"

그러나 최경주씨의 효심이 하늘에 닿았는지, 그는 어렵게 흰 민들레를 재배하는 데 성공한다. 뿐만 아니라, 어머니가 쉽게 민들레 뿌리를 먹을 수 있는 방법을 연구해 말려서 가루로 만들었다. 그리고 어머니가 간암 판정을 받았던 1993년부터 지금까지 20년 동안 이 민들레가루를 하루에 세 번씩 어머니에게 드렸다. 어머니는 이런 아들의 정성 때문인지 별다른 항암치료 없이 간암을 이겨냈다.

"한 달 먹고, 두 달 먹고, 하니까 내 발로 걸어갈 수 있고, 가족들도 알아볼 수 있고, 그래서 내가 민들레를 너무 좋아합니다."

지금은 완전히 건강을 되찾은 듯한 최경주씨 어머니의 현재 건강 상태는 어떨까? 어머니는 발병 후 6~7년 뒤에 병원에서 약간의 지방간만 있고, 다른 부분은 아주 건강하다는 진단을 받았다. 어머니와 함께 흰 민들레 뿌리를 먹은 최경주씨 역시 56세의 나이에도 불구하고, 20대의 건강한 간을 갖고 있다.

민들레, 정말 간에 특효약인가?

〈동의보감〉에 의하면 민들레는 각종 염증에 도움이 된다고 기록되어 있다. 세 번의 식사는 물론이요. 식후의 차 한잔과 간식까지 모두 민들레로 해결하는 최경주씨 가족. 그들은 흰 민들레 뿌리가 간암을 극복하게 해 준 건강식이라 생각하고 있다. 그렇다면 정말, 흰 민들레 뿌리가 간 건강에 도움을 준 것일까? 민들레가 갖는 항암효과는 어떠할까?

일본이나 미국, 유럽 등 각국에서 민들레의 항암작용에 대한 여러 가지 연구가 진행 중입니다. 하지만 이러한 연구는 아직도 진행 중이기 때문에 반드시 전문가와 상의를 하셔서 치료와 더불어 병행하시는 게 가장 안전할 것으로 생각이 듭니다.

이상훈 'ㅅ' 병원 가정의학과 원장

많은 양을 장기간 복용하면 위장을 자극해 복통과 설사가 나타날 수 있으므로 적당량의 양을 꾸준하게 복용 하시는 게 좋습니다.

손해복 'ㅈ' 한의원 원장

아들의 지극한 정성 때문인지, 어머니는 아직까지 간암 재발 없이 건강하게 지내고 있다. 하지만 약초도 잘 못 쓰면 독초가 될 수 있는 법, 복용법을 잘 숙지하고 의사와 상의하는 지혜가 필요할 것이다.

민들레 뿌리, 이렇게 먹으면 맛있다!
BEST 4

• **가루 만들기**

민들레 뿌리를 깨끗이 씻어 말린다. 마른 뿌리를 가루로 만들어 보관한다. 숟가락으로 떠서 복용한다.

• **반찬으로 만들기**

민들레 김치와 뿌리를 넣은 된장찌개, 매콤한 고추장 양념을 한 민들레 뿌리구이로 반찬을 만들어 먹을 수 있다. 모두 민들레를 다양하게 먹기 위해 최경주씨와 아내가 개발한 메뉴다.

• **생 뿌리 꿀 찍어 먹기**

최경주씨 가족에게는 민들레를 즐기는 또 다른 방법이 있는데, 생으로 민들레 뿌리를 먹는 것이다. 아삭아삭 소리가 나며 씹는 즐거움도 주어, 간식으로 먹으면 별미이다.

• **민들레 차 마시기**

마지막 방법은 말린 민들레 뿌리를 약 5분간 볶아서, 뜨거운 물을 부어 차로 우려내어 마시는 것이다. 그 향과 맛이 커피를 뛰어 넘는다고 최경주씨 가족은 말한다.

| 민들레 뿌리구이, 민들레 가루, 민들레김치, 민들레 꿀

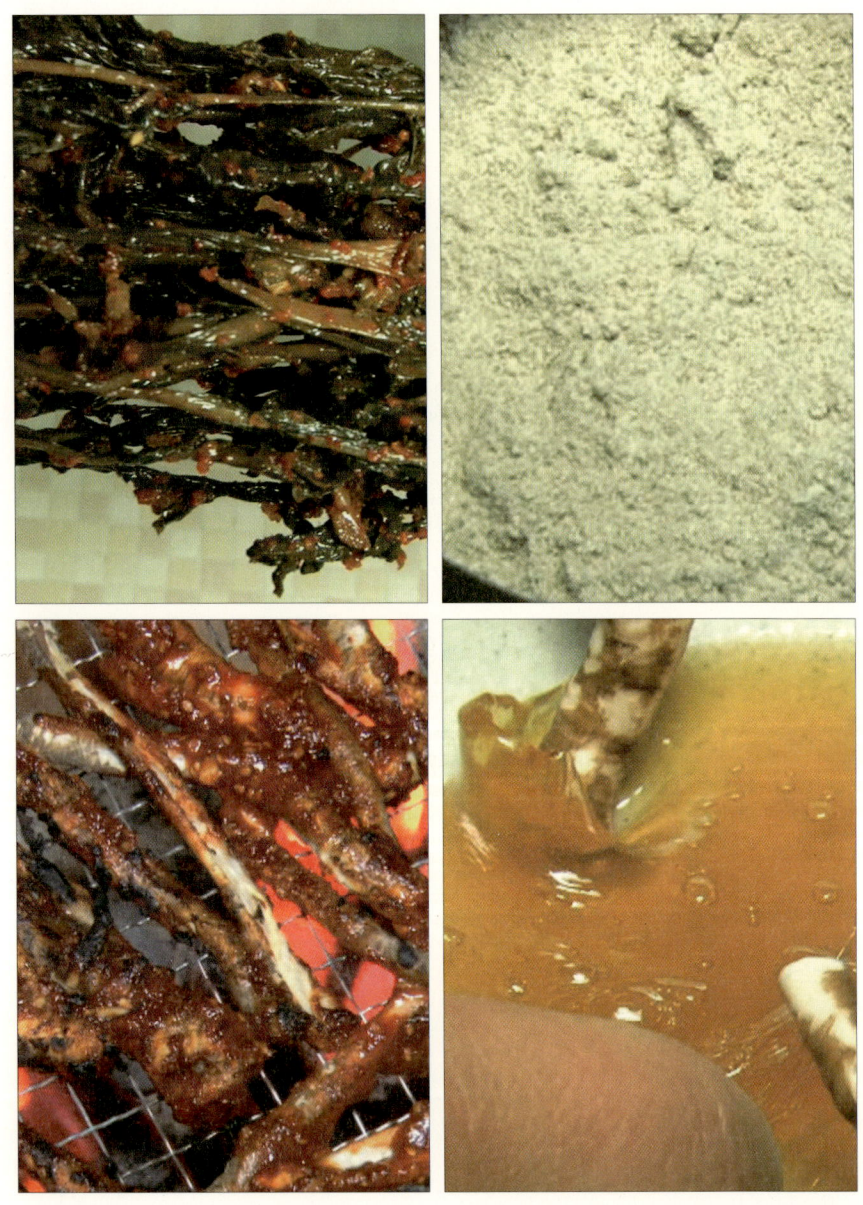

흰 민들레 뿌리

궁금해요!

📖 민들레 꽃도 약이 되나요?

민들레는 예로부터 건강에 도움이 되는 약초로 알려져 있다. 특히 흰 민들레는 아주 다양한 효능을 가지고 있어 꽃부터 잎, 줄기, 뿌리 모두 훌륭한 약재로 사용된다. 흰 민들레 뿌리에는 '콜린'이라는 성분이 있어 간장에 지방이 쌓이는 것을 억제하고 담즙분비를 촉진시킨다. 또한, 혈액순환에도 도움을 준다.

독초

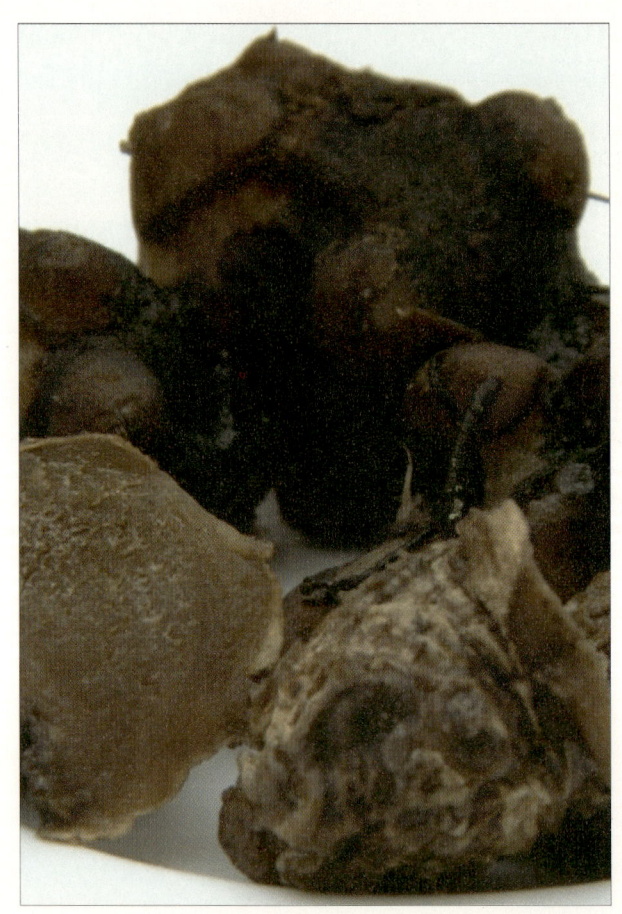

사약의 재료인 '초오'로 찾은 건강

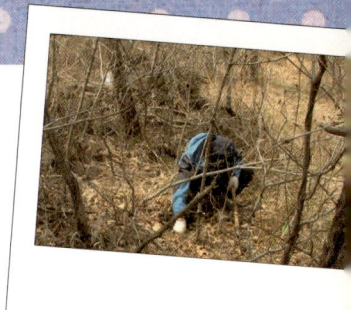

충남 태안 산에서 약초를 찾으며 별난 방법으로 건강을 지키는 사람이 있다. 강규원씨가 그 주인공이다. 그런데 강규원씨가 즐겨 찾는 약초는 일반 사람들에게 조금 생소하다.

"학명은 '초오'라고 하는데 투구꽃이라고도 하고 바꽃이라고도 해요. 뿌리를 한약에 써요. 신경통이나 몸이 냉한 사람, 혈을 따뜻하게 할 때 다른 약이랑 합방해서 씁니다."

강규원씨는, 초오는 독이 있어 생으로 먹으면 죽을 수도 있다고 말한다.

"이거 생으로 먹었다가는, 사약으로 쓰는 건데, 즉사합니다. 사약으로 쓰는 약인데 모르는 사람들이 나물과 섞어서 먹는데 그러다간 큰

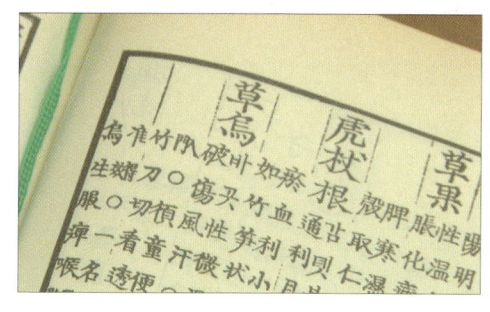

| 초오의 효능 〈동의보감〉에서는 중풍으로 인한 마비와 신경통을 치료하고 파상풍으로 땀이 나는 증세에 쓴다.

일납니다. 죽습니다."

초오는 독이 강한 독초다. 하지만 일반인들이 이런 독초와 약초를 구분할 수 있을까? 강규원씨 말에 의하면 독초는 대체적으로 예쁘다. 하지만 냄새를 맡아보면 역겨운 냄새가 나거나, 입에 대보면 혀가 아리고 즙을 살에 문지르면 가렵다. 또, 잎 뿐 아니라 뿌리에 독성이 응집된 독초도 있다. 그 중 '상륙'은 잘 쓰면 좋은 약이 되지만, 잘 못 쓰면 자는 척 하면서 죽을 수도 있다고 강규원씨는 말한다. 상륙은 중추신경을 마비시킬 정도로 강한 독성을 가지고 있기에, 맹독에 속한다. '천남성' 또한 잎을 만지기만 해도 피부가 부르트는 무서운 독초다. 상륙 부작용 열이 나며 구토, 설사, 두통 증상이 생긴다. 심할 경우, 중추신경 마비, 호흡장애, 심근마비로 사망할 수 있다.

이런 독초는 옛날부터 사약의 원료로 쓰이거나 화살촉에 묻혀 목숨을 빼앗는 수단이었다고 한다. 강규원씨가 즐겨 찾는 이런 독초들이, 실제 약으로 많이 쓰이고 있을까?

어떠한 증상 같은 것을 치료하는 데에는 도움이 많이 되죠. 천남성 같은 경우에는 마비성 질환, 즉 중풍 같은 것을 치료하는 데에도 도움이 많이 되고, 상륙 같은 경우에는 몸이 많이 부었을 때 이뇨를 시켜주는 효능이 아주 뛰어납니다. 강한 독성을 가진 약재는 효과가 좋긴 하지만, 쓸 때는 반드시 신중을 기해야 하는 것이 원칙입니다.

이광연 'o' 한의원 원장

그런데 강규원씨는 왜 이런 독초들을 찾아다닐까?

3개월 시한부 인생, 산으로 가다

1987년 무렵, 사업을 하면서 몸이 피곤하고 의욕이 없어진 강규원씨는 병원에서 간이 나쁘다는 진단을 받았다. 그 동안 B형 간염으로만 알고 있던 그의 병명은 간암. 결국, 3개월 시한부라는 판정을 받았다. 50대의 평범한 가장이었던 강규원씨에게 갑자기 닥친 시한부 선고는 강규원씨를 변하게 했다. 가족에게도 병을 밝히지 않고 다 정리한 후, 무작정 산에 들어가 몸에 좋다는 약초를 찾아 다녔다.

자연 속에서 생활하며 약초로 암을 다스린 강규원씨는 차츰 약초 농사

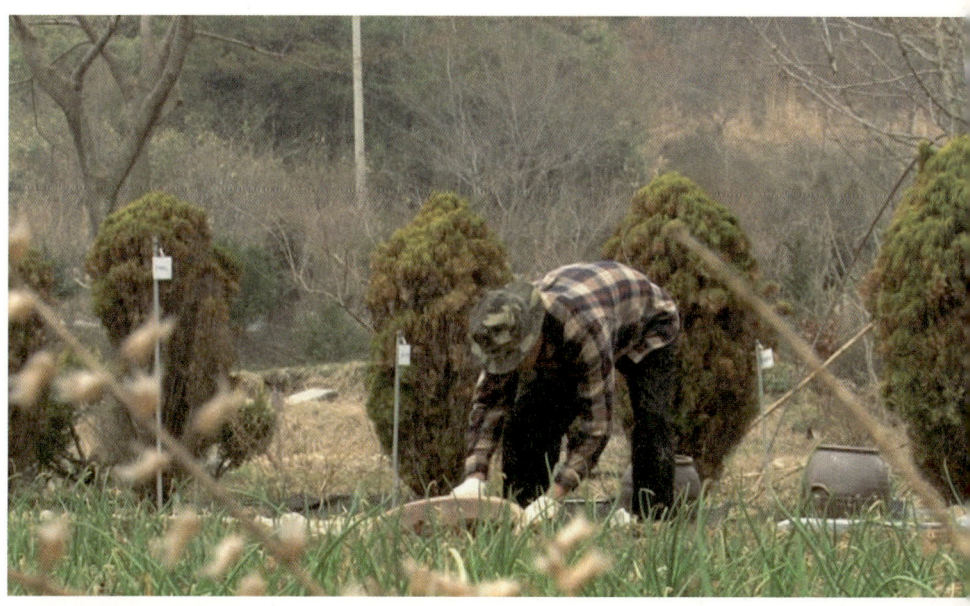

| 약초 농사를 짓는 강규원씨

를 지을 수 있을 만큼 건강해지고, 간 기능에 이상이 없다는 검진 결과까지 얻을 수 있었다. 살기 위해 약초를 공부하던 강규원씨는, 서서히 독초에까지 관심을 갖게 되었다.

"독초가 사실 명약이거든. 좋다는 것은 아는데 이걸 어떻게 먹는 것이 더 효과적이며, 어느 정도 먹어야 사람한테 중독이 되느냐, 이걸 모르겠다는 거야. 그래서 시험을 해보기로 했지. 내가 먹어보면 아니까."

독초를 활용해 건강을 지키는 방법을 알고 싶었던 강규원씨는 독을 없애는 제독방식부터 먹는 방법까지 궁금한 것이 많았다. 그래서 지난 30년 동안 몸으로 체득하면서 공부하고, 약초관리 자격증까지 따며 약초에 대해 남다른 애정을 쏟았다. 현재는 독성을 없앤 독초를 다른 약재와 함께 달여서 보약대신 먹으며 자신의 건강을 지키고 있다.

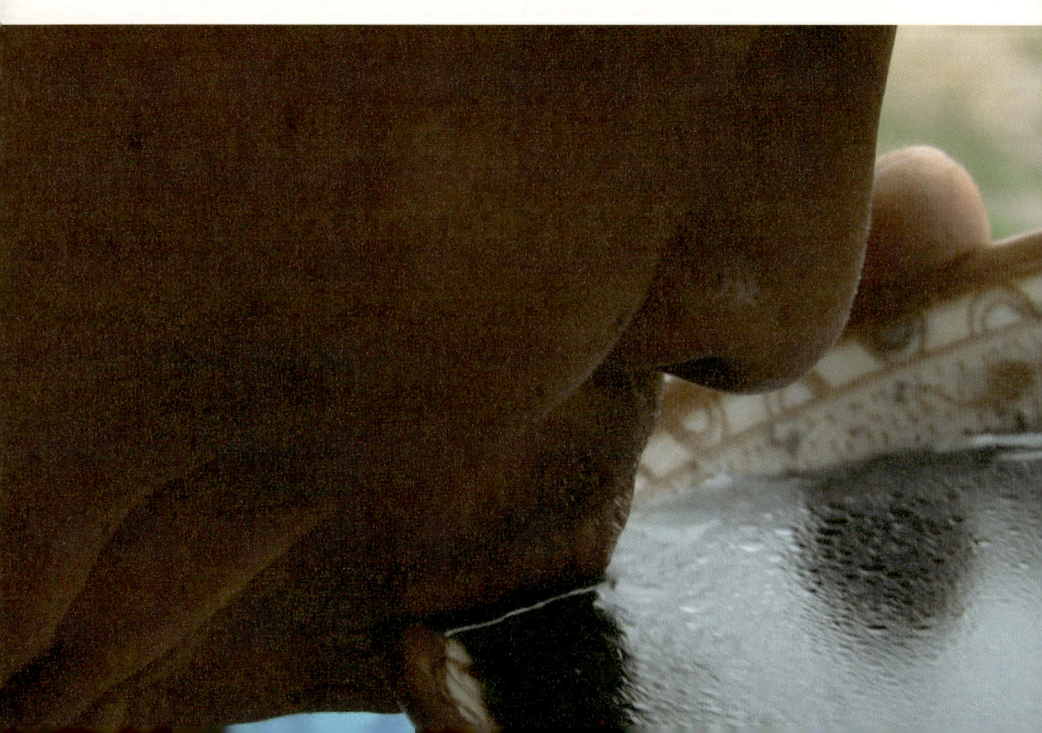

무서운 독초,
하지만 제독하면 먹을 수 있다!

독초를 캐 온 날이면 강규원씨 집 마당에는 진풍경이 펼쳐진다. 동시에 여러 개의 옹기들을 팔팔 끓여 독초의 독을 없애는 제독을 하는 것이다. 이렇게 독초의 독을 제거해야만, 비로소 건강식이 된다.

"이건 마시는 게 아니라 초오의 독성을 빼주는 법제인데 다른 것은 필요 없고 초오만 건져서 햇볕에 말린 다음에 약으로 쓰는 거에요. 국물은 다 버려요. 필요 없어요."

* 상륙, 어떻게 먹을까?
- 끓는 물에 돼지족, 상륙을 넣고 한참을 끓인다.
- 국물을 마신다.

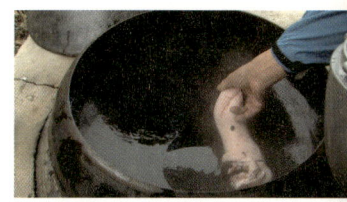

독초마다 제독방법이 다르다는 강규원씨의 의견에 따르면, 중추신경을 마비시키는 독을 지닌 상륙은 돼지 다리를 넣어야 독성을 없앨 수 있다.

"돼지족은 상륙하고 상극이야. 그러니까 상극끼리 부딪히면 약성이 죽어버려요. 그리고 잉어를 쓰는 사람도 있어요. 여성들한테는 잉어를 써도 되고"

심하면 죽음에 이를 정도로 위험한 독초 상륙. 완성된 진액은 짙은 회색을 띄고 있다. 이 때 초오 독을 없앨 때와는 달리 건더기를 건져내고 물만 마신다.

"요독이 쌓여있는 사람한테 이걸 흘려주는 거지. 해독작용이 있는 거죠. 이건 조금 진하게 달여졌는데 이것보다 약하게 달였으면 하루에 한 컵 정도해서 하루 두 번씩. 단 임신한 사람, 허약한 사람은 이걸 먹으면 안돼."

독성을 없앴다고는 하지만, 독초이기에 약성이 뛰어나다고 해도 신중히 사용해야 한다고 전문가는 말한다.

독초는 워낙 독성이 강하기 때문에 잘못 먹으면 인후에 염증이 생기거나, 위장장애, 설사 같은 것을 계속 할 수 있고 심하면 강한 독성 때문에 결국 혼수상태가 오면서 사망에 이를 수 있기 때문에 민간에서 함부로 쓸 것이 아니라, 이런 약재들은 반드시 한의사의 처방과 지도 아래에서 쓰는 것이 꼭 필요합니다.

이광연 'ㅇ' 한의원 원장

명약이 될 수 있지만, 극약이 될 수도 있는 독초. 이것은 정말 우리의 상식으로 함부로 접근해서는 안 될 일이다. 반드시 전문가와 상의해야 한다.

> 궁금해요!
>
> ## 📖 독초, 얼마나 먹으면 죽을까?
>
> 초오는 독성이 강한 약재로서 치사량은 3~4g이며, 그 독성이 맹렬하여 급성 중독과 치명적인 손상을 일으키므로 반드시 한의사의 처방에 따라 사용하여야 한다. 역대 〈본초서〉나 〈한방의학서〉에 따르면 몸을 따뜻하게 해주는 약으로 사용된 것으로 기록되어 있다. 또, 일반적인 독초의 어린순을 나물로 무쳐먹는 사람도 있으나, 이는 반드시 주의해야 한다. 독초는 전문가의 소견과 지도를 따라야만 안전하게 섭취 가능하다는 것을 꼭 기억해야 한다.

. . . 침묵의 병 대장암

대장암은 침묵의 병이라고 불린다. 몸에 이상을 느껴 대장내시경을 받은 환자들 10만 명을 대상으로 조사를 해 보았더니, 그 중 50%가 넘은 수가 대장암 3기나 4기로 진단을 받았다. 초기 1기가 20% 가량인 것에 비하면 말기 진단환자가 훨씬 높은 셈이다.

대장암은 0기에 발견될 경우, 간단한 수술만으로 100%완치가 될 수 있는 질병이다. 하지만, 말기로 갈수록 완치율은 5%로 줄어든다. 그러나 초기에는 잘 발견되지 않기 때문에 침묵의 병이라고도 한다. 그러면 대장암은 어떤 경우에 잘 발생할까?

불금엔 치맥이 최고다 ? . .

불금, '불타는 금요일'엔 치맥, '치킨에 맥주를 마시는 것'이 최고라는 말이 있다. 이는 한국 직장인들의 식생활을 보여주는 말이다. 치킨에 맥주, 삼겹살에 소주로 회식을 즐기는 한국 직장인들은 하루가 멀다 하고 굽거나 튀긴 고기를 섭취한다. 그런데 이와 같은 과다한 육류섭취와 고지방식 섭취는 대한민국 직장인들을 쉽게 대장암의 위험에 빠뜨린다. 한 국내 연구에 의하면 한국 성인의 30%가 대장에 용종을 가지고 있는 것으로 조사되었다. 물론 대장 내 용종이 모두 암이 되는 것은 아니지만, 그만큼 대장암의 확률이 높아진다는 뜻이다. 무엇을 어떻게 먹느냐에 따라 걸릴 수도 있고, 걸렸다가도 치료될 수도 있는 대장암. 그렇다면 대장암을 극복한 사람들은 무엇을 먹었을까?

03
대장암

개똥쑥

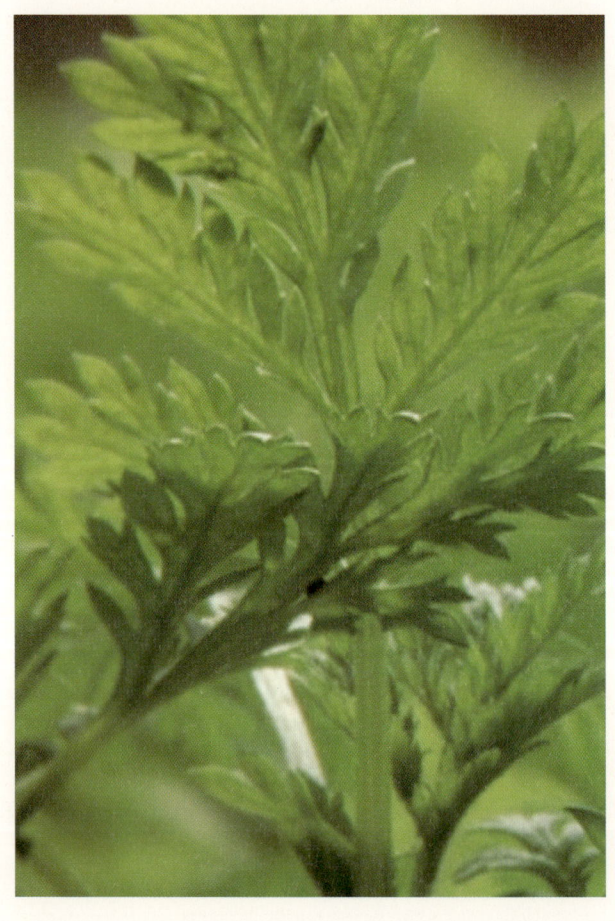

개똥이와 개똥쑥

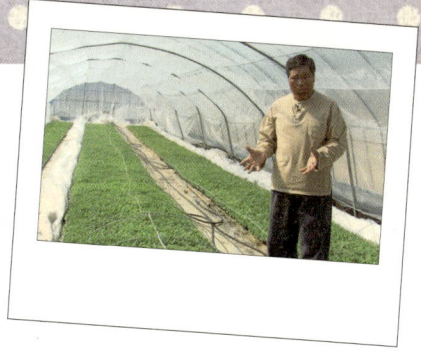

전라남도 곡성의 한 시골마을에 사는 최도근씨의 하우스. 그 안엔 푸릇 푸릇한 약초들이 자라고 있다. 이 약초는 항암에 좋다는 개똥쑥이다. 우연히 어린 시절에 개똥이라는 예명으로 불리고 자랐다는 최도근씨, 그래서인지 개똥쑥이 더욱 더 특별하게 여겨진다.

"어머니가 형을 많이 낳았는데, 셋이 죽어서 흔하게 오래 살라고 명 길게 살라고 개똥이라고 지어줬는데, 이제 개똥쑥을 재배해서 내가 많은 덕을 보네요."

개똥쑥은 국화과의 한해살이 식물로 보통 꽃이 피기 전에 채취해 뿌리부터 잎까지 약용으로 쓰는데, 쑥과 비슷해 보이지만 일반 쑥과는 달리

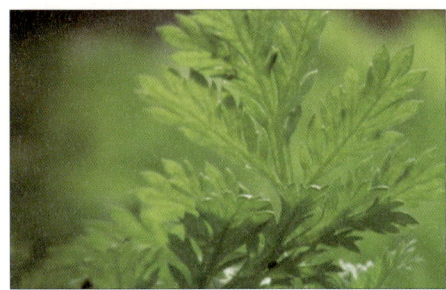

| 개똥쑥

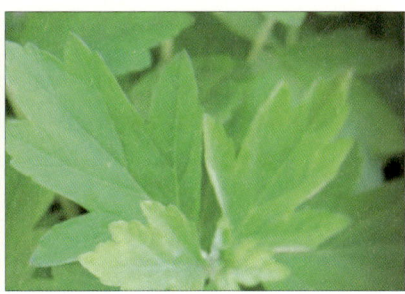

| 쑥

털이 없고 줄기가 매끈하다. 자세히 보면 잎 모양도 다른 것을 확인할 수 있다. 동의보감에 따르면, 개똥쑥은 독이 없고 장기 복용하면 만성병을 치료한다고 기록되어 있다.

개똥쑥에 들어 있는 플라보노이드 성분은, 우리 몸에 불필요한 열을 내려주고 면역력을 증강시켜주기 때문에 잔병치레를 막아주는데 도움이 많이 됩니다. 피로회복이나 소화불량에도 탁월한 효능이 있습니다.

이광연 'ㅇ' 한의원 원장

사고, 화상 그리고 대장암 말기 진단

1997년에 사고로 전신 3도 화상을 입은 최도근씨. 10여 년의 투병 생활 끝에 겨우 기력을 찾을 무렵, 또 한번의 시련이 찾아왔다.

"2007년도 9월에 대장암 말기라고 판정 받았어요. 이미 암이 너무 퍼져 수술을 한다고 해도 생존가능성이 낮다고 했죠. 변을 봐도 본 것 같지가 않고 항상 다시 가고 싶고 그러더라고요. 치질인지 알고 항문외과 갔더니 대장암 말기라고 3개월을 못산다고 얘기를 하더라고요."

최도근씨는 암 덩어리가 대장 속을 가로막아 변을 보기 힘들 정도로 심각한 상태였기에 결국 장 35센티미터를 잘라내는 대수술을 받았다.

"술, 담배 먹는 과정에 안주 뒤따르고 맵고 짜게 먹고 배부르게 먹고, 집에 가서 바로 자고. 몸이 비대해지고 암이 자라는데 영양소를 공급해주며 산 거죠."

대장암 치료 중 간암으로 전이!

최도근씨는 52회의 방사선 치료와 3박4일의 항암치료를 16번이나 견뎌내며 지옥 같은 투병생활을 하였다. 그런데, 항암치료를 힘겹게 받았지만, 설상가상으로 1년 7개월 뒤, 간으로 전이가 되어 간암 판정까지 받았다. 간의 절반에 암이 퍼져 결국 또 한 번 수술대에 올라야 했다. 끝나지 않는 투병생활을 곁에서 지켜보며 누구보다 마음 고생을 한 건 그의 아내다.

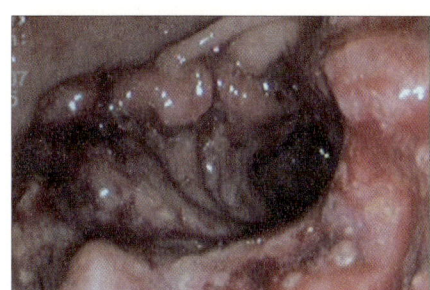
| 대장암 사진

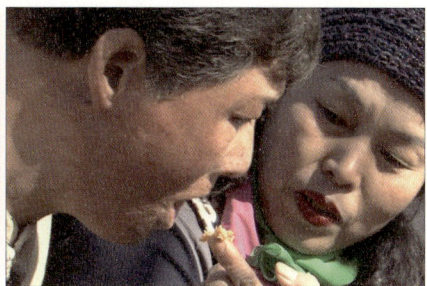
| 아내 안금임씨

"화상 입었을 때에도 그렇게 고생을 많이 했는데, 암까지 걸렸다니까 세상 살기도 싫고, 또 살 수가 없더라고요. 재발이 되어 수술을 한다고 하는데, 진짜 그때는 하도 울어 눈물도 없었어요."

한번도 힘든 암 수술을 두 번이나 겪은 최도근씨는, 간암 수술 후에는 고통스러운 항암치료를 포기하였다.

"수술만 했다고 암이 치료가 된 것이 아닙니다. 수술은 말 그대로 종양 자체만 제거를 하는 것입니다. 암은 재발이나 전이가 쉽기 때문에 꼭 항암치료를 해야 합니다."

양종욱 내과 전문의

내 인생의 2순위, 마누라 다음으로 좋은 개똥쑥!

최도근씨가 항암치료 대신 선택한 것은 바로 개똥쑥이었다. 우연히 항

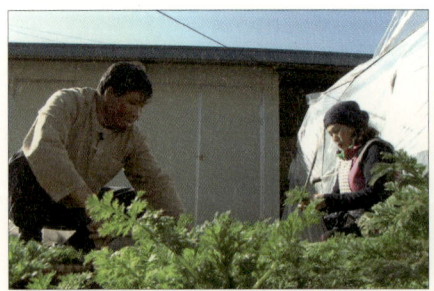
| 개똥쑥 심는 모습

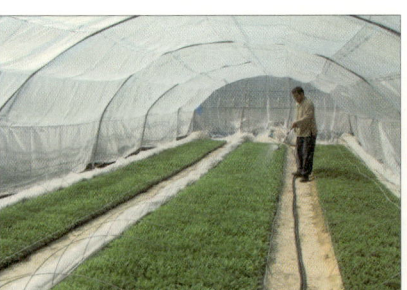
| 개똥쑥 농장

암치료에 좋다는 개똥쑥을 알게 된 후, 사서 먹기엔 너무 귀했고, 가격도 부담이 되었기에 직접 연구 하여 재배 하기로 마음먹었다. 처음 하는 농사가 쉽진 않았기에, 여러 번의 시행착오가 있었다. 그러나 결국 개똥쑥 재배에 성공하였고 이제는 온전히 개똥쑥 농사에만 전념하고 있다.

그런데 개똥쑥은 왜 개똥쑥일까? 설마 개똥냄새가 나는 건 아닐까?

"개똥냄새가 나는 게 아니라 허브향이 진하게 나면서 좋습니다. 개똥도 약에 쓰려면 귀하다는 말처럼 사실 들에서 이걸 구하려고 해도 구할 수가 없어요. 2년 반 만에 지금은 건강이 깨끗하다고 판정 받아서 즐거운 마음으로 산골에서 개똥쑥을 재배하면서 즐겁게 살고 있습니다."

개똥쑥은 자라면서 대나무만큼 줄기가 굵어진다. 7~8월이 되면 사람 키만큼 자라고 다 자라면, 2~3미터까지도 자란다. 개똥쑥은 잎부터 뿌리까지 고스란히 약이 된다.

개똥쑥, 어떻게 먹어야 할까?

최도근씨는, 약으로 먹는 개똥쑥은 한계가 있어서 음식으로도 개똥쑥을 충분히 섭취하려고 노력하였다. 최도근씨는, 꽃이 피기 직전 초가을에 개똥쑥을 수확하여 말려서, 사계절 보관하며 먹고 있다.

- **개똥쑥의 맨 윗부분은 차로 끓인다!**

개똥쑥은 꽃이 피기 직전 잎사귀가 많이 달려 있을 때가 영양이 가장 좋은데, 씨방이 맺힌 꼭대기 부분이 특히 약효가 뛰어나다. 최도근씨 부부는, 맨 윗부분 잎을 주로 차처럼 끓여 먹는데, 꾸준히 섭취하기 위한 자신만의 특별한 조리법을 만들었다.

"2리터에 20그램 넣어서 팍 끓으면 꺼버리면 돼요. 그래서 식을 때까지 그대로 놔둬요."

푹 우려낸 개똥쑥 차는 보리차와는 달리 오래 두고 먹어도 변하지 않는다. 최도근씨는, 암에서 벗어난 지금까지도 이 물을 늘 곁에 두고 하루에 한 병에서 한 병 반을 마신다.

- **개똥쑥 잔뿌리로 육수를 만들어 닭백숙을 한다!**

씁쌀한 맛을 내는 개똥쑥의 잔뿌리는 고기와 찰떡궁합을 자랑한다. 고기의 잡냄새를 잡아주고 고소한 풍미를 맛볼 수 있다. 개똥쑥 새순을 먹인 토종닭에 개똥쑥 뿌리로 우려낸 물을 넣어 만든 최도근씨만의 별미는 개똥쑥 백숙이다. 그는 이렇게해서 수술 후 한동안 꺼려왔던 육류도 먹을 수 있게 되었다고 말한다.

- **개똥쑥 밥상을 만들어라!**

최도근씨의 밥상에는 개똥쑥 된장과 개똥쑥 쌈이 빠지지 않는다. 개똥쑥의 효능을 체험한 부부는 음식의 기본이 되는 간장과 된장을 담글 때에도 개똥쑥 달인 물을 사용한다. 요리를 할 때에도 이 개똥쑥으로 만든 장을 넣으면 다른 조미료가 들어가지 않아도 깊은 맛이 난다. 최근 미국 워싱턴대학 연구팀에선 개똥쑥의 항암효능이 기존 항암제보다 1200배 높다는 발표가 있었다. 국내에서도 연구가 진행 중이며, 전문가 역시 그 효능은 인정하고 있다.

최근에 들어서는 개똥쑥의 아르테미시닌이라는 성분 항암효과 연구발표에 따라 암환자가 개똥쑥을 복용하는 걸로 알고 있습니다. 성질이 차기 때문에 몸이 찬 분은 간혹 식욕감퇴나 복통 구토 설사 증상이 나타나기 때문에 전문의의 소견을 들은 후, 복용하는 것이 안전할 것으로 생각됩니다.

박상채 한의사

긴 병 끝에 건강을 되찾은 최도근씨. 그는 더 이상 암세포의 전이 없이 4년을 건강하게 살고 있기에 암을 완전히 극복했다고 믿고 있다. 그의 믿음은 개똥쑥과 함께 성실하게 식생활을 지켜온 그의 삶을 근본으로 하고 있다. 우리도 불금에 치맥이 아닌 매일 매일 개똥쑥과 함께 라면 그 무섭다는 대장암도 이겨낼 수 있을 것이다.

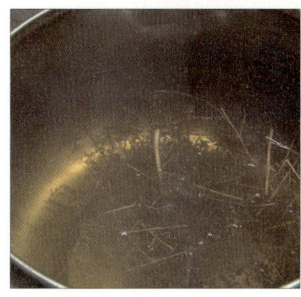
| 개똥쑥 차

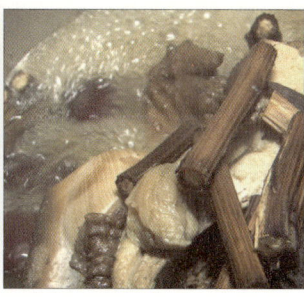
| 개똥쑥 닭백숙

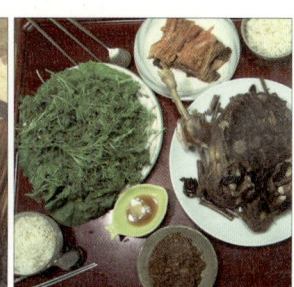
| 개똥쑥 밥상

삼백초와 짚신나물

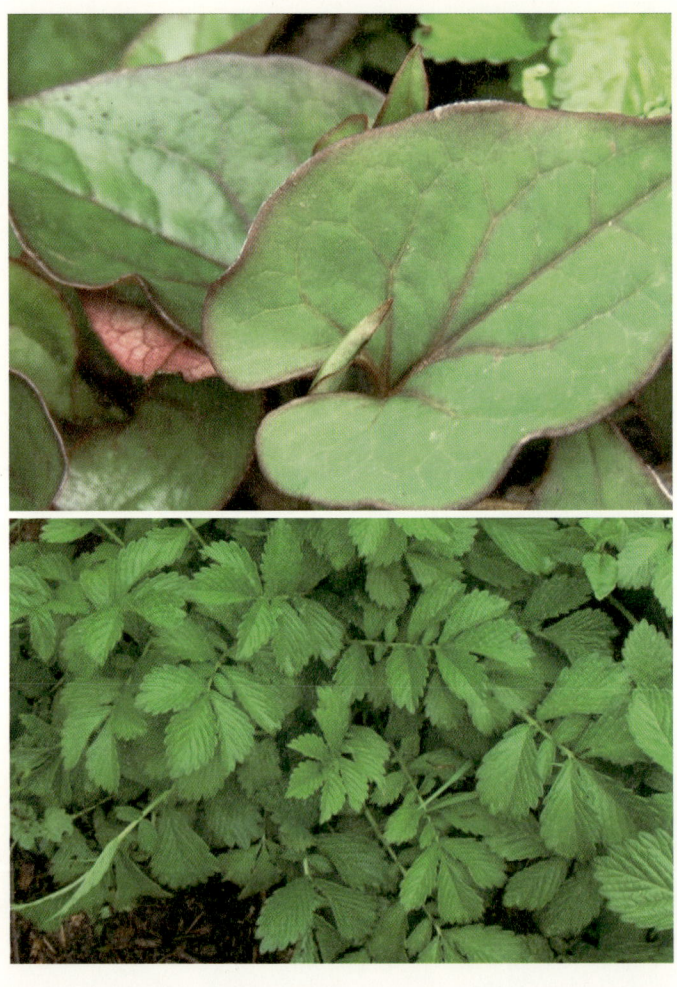

건강해도 찾아오는 대장암

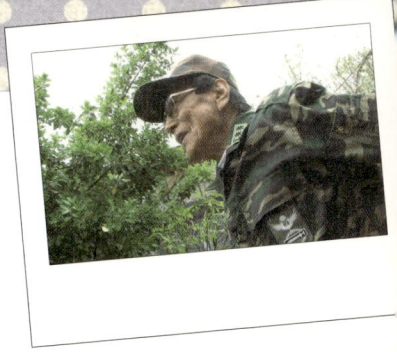

인천 외곽에 한적한 시골마을, 우렁찬 기합소리와 함께 건강한 체력으로 하루를 시작하는 백낙오씨가 살고 있다. 83세라는 나이가 믿기지 않을 정도로 건강한 백낙오씨는, 6·25전쟁 당시 최전방을 지켰던 군인으로 건강에는 누구보다 자신이 있었다.

"유격대장, 특공대장, 공수부대 대대장 지냈습니다. 과거를 회상하면서 죽기 전에 군복을 입고 긍지를 갖고 산책하고 있습니다."

2004년. 대장내시경 검사에서 선종성 용종이 발견되었다. 선종이 암으로 발전한다고 하여 선종 5개를 떼어 냈는데, 직장하고 대장으로 가는 S결장에 이상이 발견되어 조직검사를 하였다. 결과는, 직장암 2기. 이미

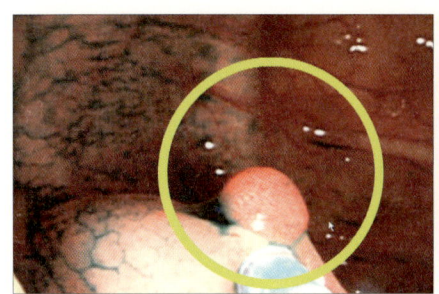
| 대장 용종

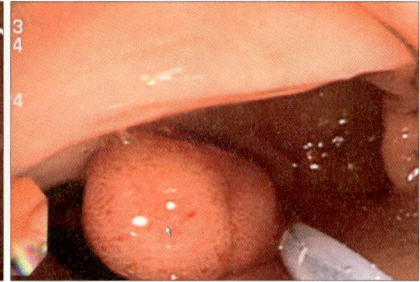
| 대장암 사진

암세포가 직장 전체를 덮고 있었다.

"암선고 받고 운전하고 집에 돌아오는데, 애들이 있으니까 울지는 못하고 산에 가서 나 혼자 엉엉 울었어요. 내가 국가에도 충성하고, 나쁜 짓도 안하고 올바르게 살아왔는데, 내 마지막 종점이 왜 이렇게 비참해졌을까"

백낙오씨는 건강했던 과거를 돌이켜보며, 병을 받아들이기가 쉽지 않았다. 특히, 옆구리에 인공항문을 달아 변을 봐야 한다는 것은 죽어도 못하겠다고 생각했다. 다행히 수술 후에 항문이 보존되어 배변주머니는 달지 않았으나 예기치 못한 후유증이 뒤따랐다.

"직장을 자르니까 정신을 못 차리는 거야. 줄줄 나오는 거에요. 암 수술보다 수술 이후에 직장암은 변 조절을 못하는 어려움이 너무 크더라고요. 그래서 병실에서 못자고 화장실 옆에 간이침대 놓고 잤어요."

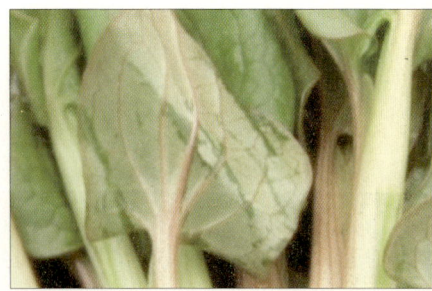
| 삼백초

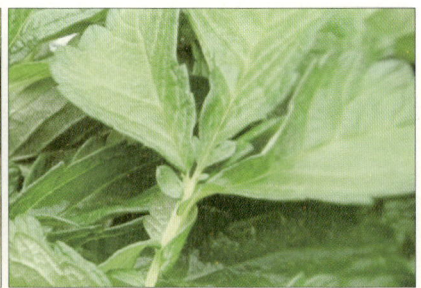
| 짚신나물

취미로 키운 약초, 날 살리다!

직장암 후유증을 극복하고 건강을 되찾을 수 있었던 비밀은, 40년간 취미로 가꿔왔던 약초밭에 있다. 백낙오씨는 주로 두 가지를 사용하였는데, 그 중 하나가 삼백초이다.

"항암제뿐만 아니라 정력제, 피를 맑게 하는데 쓴다고 해서 삼백초를 키운지 5년 됐을 때 제가 암에 걸렸어요. 그래서 수술 후에 재발 방지를 위해 기능식품으로 이걸 주재료로 사용했어요."

삼백초는 제주도와 지리산 일부 지역에서 나는 희귀식물로 뿌리와 잎과 꽃이 모두 하얗다 해서 삼백초라 불리는데, 꽃을 포함한 잎과 줄기 뿌리 모두 약재로 쓰인다. 취미로 재배했던 삼백초가 대장암 수술 후, 건강 회복하는데 효자노릇을 톡톡히 한 것이다.

또 삼백초와 함께 꼭 같이 복용한 것이 있는데, 바로 짚신 나물이다. 두루미가 가져다 준 약초라 하여 '선학초'라고도 불리는데, 백낙오씨는 짚신나물이 설사를 방지하는 지사제 역할을 결정적으로 해주었다고 한다. 이런 백낙오씨의 주장에 대해 전문가는 삼백초뿐 아니라 짚신나물 역시 암세포의 성장을 늦추고 염증을 막는 플라보노이드 성분이 많다고 한다. 국내에서는 삼백초와 짚신나물이 암세포의 성장을 억제해 항암효과가 있다는 학술논문이 발표 되기도 하였다

삼백초는 플라보노이드와 탄닌 성분이 많아서 혈관과 장을 튼튼하게 해주기 때문에 변비나 설사에 도움이 많이 되고 짚신나물은 지혈제로 많이 써왔고, 경우에 따라 관절염이나 설사에 많이 쓰였습니다.

이광연 'ㅇ' 한의원 원장

찰떡궁합, 삼백초와 짚신나물

백씨는 신문에서 중국에 한국계 여의사가 항암제를 개발해서 암 말기 환자를 95% 살렸다는 이야기를 읽은 것이 생각났다고 한다. 말기암 환자들에게 삼백초와 짚신나물을 달여 먹였다는 칼럼이 수술 직후 불현듯 생각나 약초 연구를 하였다. 백낙오씨는 본초강목과 동의보감을 비롯해 각종 한의학 서적을 꼼꼼히 살펴가며 짚신나물과 삼백초의 효능을 확인했다고 한다.

"유격훈련을 할 때 생존학이라는 게 있는데, 거기에 어떤 풀을 먹고 어떻게 연명하느냐 어떤 나물을 먹느냐 연구를 했어요. 사실 군에 있을 때에는, 깊이 연구를 못했지만, 내가 암에 걸리니까 내 생사 방편으로 연구해야겠다는 생각이 들었어요."

삼백초와 짚신나물을 함께 복용하는 것이 누구에게나 효과가 있을지에 대해 전문가는 이렇게 말한다.

두 약재의 항산화작용과 항균작용, 항염작용이 서로 상호작용을 일으켜 하나를 복용할 때보다 효과가 더 뛰어날 수 있습니다. 그렇지만 짚신나물은 혈압을 올리는 성질이 있기 때문에 고혈압환자는 한번에 많이 복용하는 것을 피하는 것이 좋고, 삼백초는 성질이 차기 때문에 몸이 차거나 허약한 분은 조금씩 드시면서 양을 늘려가는 게 좋습니다.

이광연 'ㅇ' 한의원 한의사

* 삼백초와 짚신나물 차 만들기

- 잘 말린 삼백초와 짚신나물을 준비한다.
- 2시간 정도 장작불로 달인다.
- 식후 30분 후에 물 대신 마신다.

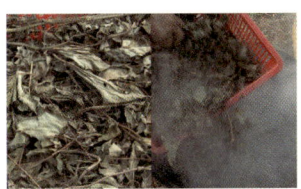

"짚신나물 말린 것과 삼백초 말린 것인데 건초를 달여먹는 게 가장 편리하고 성분을 충분이 이용할 수 있어요."

잘 말린 삼백초와 짚신나물을 2시간 정도 장작불로 정성 들여 달이는

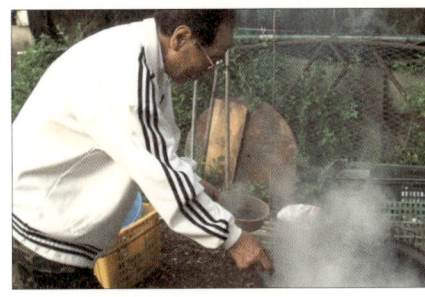

| 삼백초 끓이는 모습

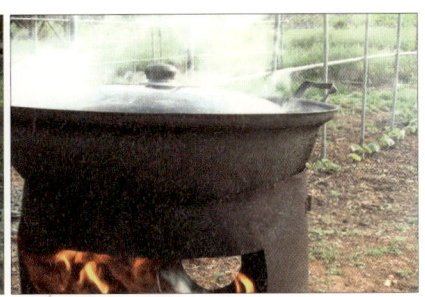

| 장작불로 달여먹는 삼백초

데, 이렇게 한 솥 가득 두 번에 걸쳐 끓여내면 일주일 정도 먹을 수 있다. 백낙오씨는 수술 다음날부터 이 물을 마시기 시작했다. 매일 아침 점심 저녁 식후 30분 후에 물 대신 마셨다. 꾸준히 6~7년 정도 먹어온 결과, 재발은 아직 없다.

  약초를 공부하고 또한 직접 키워서 보다 믿음을 갖고 먹을 수 있었다는 백낙오씨. 물로 마시는 것뿐만 아니라 봄철이면 삼백초와 짚신나물로 튀김을 만들기도 하고, 나물로 무쳐 늘 밥상에 올린다.

  그렇다면 백씨의 현재 건강 상태는 어떨까? 직장암 선고 후 9년이 지난 지금, 암은 완치가 되었는지 주치의에게 문의해 보았다.

  사실 수술 후 2년 안에 재발률이 가장 높은데, 지금은 수술하고 5년 이상 지났기 때문에 대장암 발생활 확률은 일반인하고 같아요. 다시 말해 대장암 과거력이 없는 사람과 똑 같은 상태가 되기 때문에 정기적으로 검진만 하면 특별히 더 위험하다고 말할 것이 없습니다.

이윤석 'O' 종합병원 외과부 교수

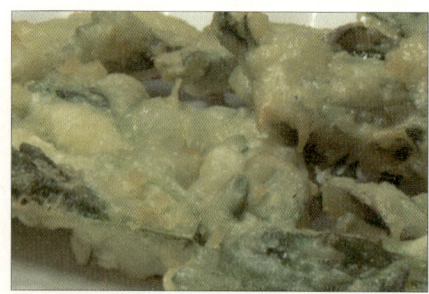
| 삼백초를 활용한 음식 - 튀김

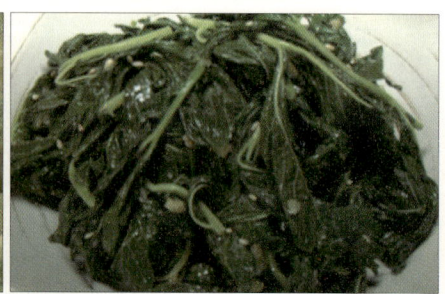
| 삼백초 무침

궁금해요!

📖 삼백초의 효능 BEST 7

- **변비 안녕~**

숙변제거에 도움을 준다. 숙변이 두통을 비롯, 다른 병의 원인이 되기도 하기에 기초가 되는 장을 편히 만들어 줄 수 있다 하겠다.

- **시원한 이뇨작용**

소변이 시원하게 나올 수 있게 한다.

- **고혈압**

고혈압의 원인이 되는 콜레스테롤을 제거해 주는 효과가 있다. 혈액순환을 돕고, 혈관 내 콜레스테롤을 몸 밖으로 내보내 준다.

- **두드러기 체질 개선**
- **축농증 치료**
- **자궁염과 생리불순**
- **염증치료**

와송

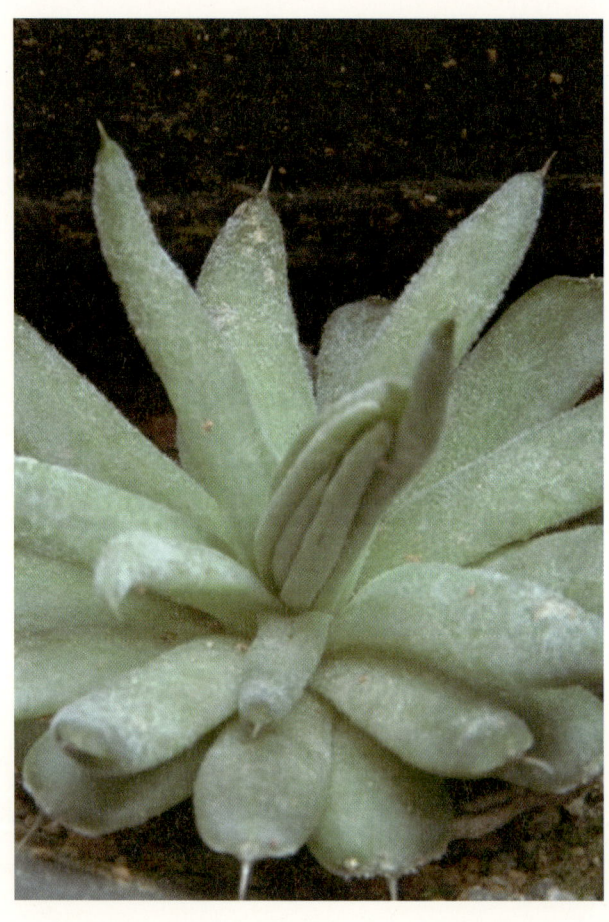

변비가 있다면 대장암을 의심해 봐라!

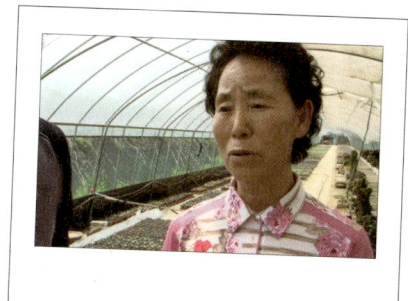

충남 논산의 한 농장. 올해 77세인 이균 씨도 병원에 가기 전까지 특별한 증상을 느끼지 못했다. 단순히 만성 변비라고만 생각했다. 오래 전부터 변비를 앓아온 터라, 심각하게 생각하지 않고 차일피일 검사를 미룬 것이 화근이었다. 검사를 받았을 당시 이미 암은 상당히 진행된 상태였다.

"젊어서부터 변비가 심했는데, 2009년도에 더하더라고요. 병원에 가서 장검사를 해보라고 해서 검사했더니 대장암이라고 하더라고요."

배에 선명하게 남은 수술자국이 당시 심각했던 상황을 말해 주는 듯 하

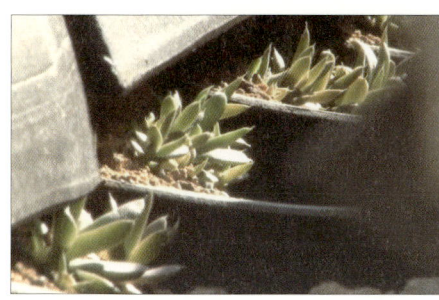
| 한옥 사이사이 핀 와송

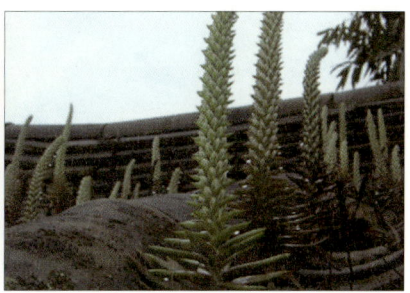
| 기와 사이에 핀 와송 바위솔

99

다. 이균씨는 암이면 모두 죽는다고 생각하여 더 힘든 시간을 보냈다고 한다. 게다가 일흔이 넘은 이균씨가 대수술을 받고 힘겨운 투병생활을 하기란 녹록하지 않았다. 그렇기에 쇠약해 질대로 쇠약해진 이균씨가 건강을 회복하기까지는 아들 김수권씨의 노력이 컸다. 이균씨가 수술 후 회복을 하는 데 도움이 된 것은, 한옥과 관련이 깊다.

"우리 아들이 바위솔 길러줘서, 그것 먹고 극복했습니다."

바위솔은 어떤 식물일까? 한옥의 기와에서 자라고 있는 와송이 바로 바위솔이다. 와송은 돌나물과의 여러해살이 풀로 바위솔의 한 종류라 볼 수 있는데, 오래된 기와 틈에서 자라며, 소나무를 닮은 약초라 하여 기와의 '와', 소나무를 말하는 '송'을 합쳐 와송이라고 부른다. 예로부터 와송은 설사를 멈추게 하고 지혈작용을 한다고 동의보감에서 밝히고 있다. 최근엔 인제대학교 임상병리학과 연구진에 의해 와송이 항균, 항당뇨, 항염증 그리고 면역력을 높여주는데 효과가 있으며 특히 항암효과가 높은 것으로 밝혀졌다. 와송에서 추출한 특수한 물질을 암세포에 투여한 결과, 시간이 지나면서 암세포가 점차 파괴되는 것을 확인할 수 있다.

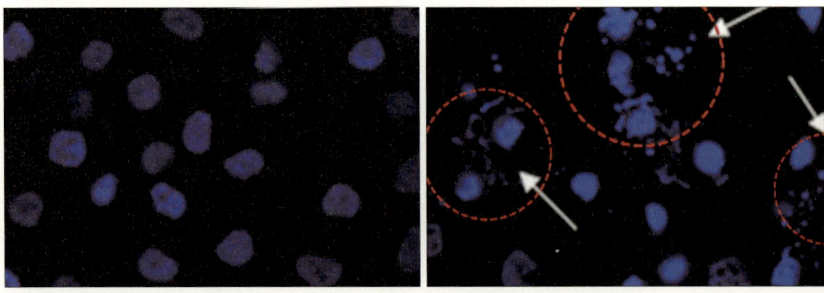

| 암세포 연구결과 모니터 화면 | 죽은 암세포 확인 장면

와송에서 나오는 신물질은 선택적으로 암세포의 분열과 증식을 억제하면서 암세포의 사멸을 촉진합니다. 더 나아가서 이들은 대장암과 위암에 더 높은 활성을 보였습니다.

이동석 인제대학교 임상병리학과 교수

"바위솔이 자라는 것을 보고 매력에 빠져서 전국에 있는 바위솔을 찾아 다니면서 8년간 수집을 했어요. 그때는 관상용으로 키워서 드시지는 않았어요. 추후에 대장암이 발병한 후에 드신 거죠."

바위솔의 강한 생명력에 반해 무려 70여종의 다양한 바위솔을 수집하고 재배했다는 아들, 김수권씨. 처음에는 관상용으로 시작했지만 여러가지 바위솔 중에서도 특히 와송은 오랫동안 약용으로 사용되어왔다는 것을 알게 되었다. 와송은 일반적으로 2년생 식물로 알려져 있는데 9월 이후 꽃대가 올라온 2년생 와송을 먹는 것이 가장 좋다.

"가을철에 꽃대를 올릴 때, 우리 몸에 가장 이로운 물질이 생성된다고 합니다. 그때 먹는 게 가장 효과를 볼 수 있는 계절이라고 생각합니다."

와송, 일년 내내 먹기 노하우

그럼, 이 시기에 수확한 와송을 어떻게 하면 오래 두고 먹을 수 있을까?

* 발효액 만들기

- 가장 효능이 좋을 때 와송을 채취하여 항아리에 담궈 발효액을 만든다.
- 1년 후에 건더기를 건져내고, 또다시 발효를 시킨다.
- 3년 동안 숙성 후, 먹는다.

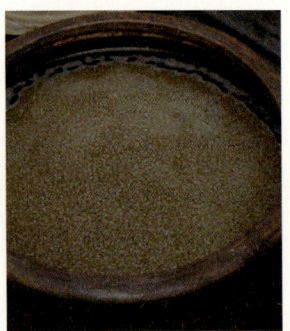

김수권씨는 장기보관이 어려운 와송을 어머니께서 1년 내내 먹을 수 있도록 발효액으로 만들어 항아리에 보관하고 있다. 그렇게 3년간 발효시켜 어머니께 드린다.

"가장 효능이 좋을 때 채취해서 담궈놓은 와송 발효액입니다. 발효액을 담궈 놓으면 1년 후에 건더기를 건져내고, 또 다시 발효를 시키면 맑은 물이 되는 것이지요."

* 와송 가루 만들기

- 동결 건조하여 가루로 만든다.
- 티스푼으로 한숟가락 넣고 발효액과 섞는다.
- 아침 공복에 복용한다.

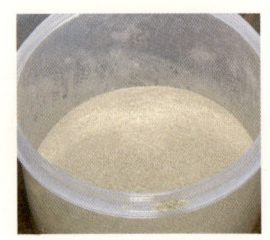

또한 와송 발효액과 함께 와송을 먹는 특별한 방법이 또 하나 있다. 바로 가을에 채취한 와송을 가루로 만들어 보관한 것이다.

"와송을 생으로 먹는 것과 동일한 효과를 내기 위한 걸 찾다 보니 결론은 동결건조해서 가루로 먹는데 가장 좋다는 것을 깨우치게 된거죠."

와송가루를 티스푼으로 한 숟가락 넣고 와송 발효액과 잘 섞어주면 마치 죽처럼 되는데, 이것을 매일 아침 공복에 복용했다고 한다.
그 결과 기력을 되찾은 것은 물론, 항암제 부작용으로 손발에 검게 올라온 검버섯이 많이 사라졌다고 한다. 이제는 오히려 대장암 선고를 받기 전보다 더 건강해졌다.

어머니 이균씨는, 최근 내시경 검사에서 아무런 이상도 나타나지 않았다. 과연 와송은 대장암을 이겨내는데 도움이 되었던 것일까? 아들 김수권씨는 '꼭 와송 덕분이다' 라기 보다는 '와송 덕을 안본 것은 아니다' 라며 웃으며 말한다.

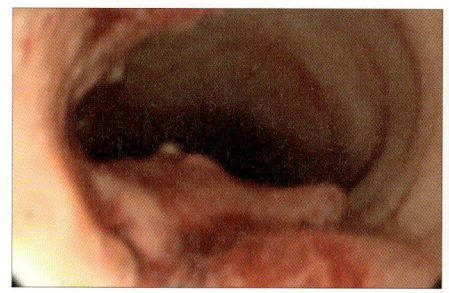 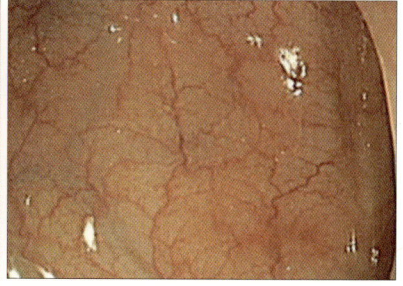

| 이균 할머니 대장 내시경 전과 후 비교

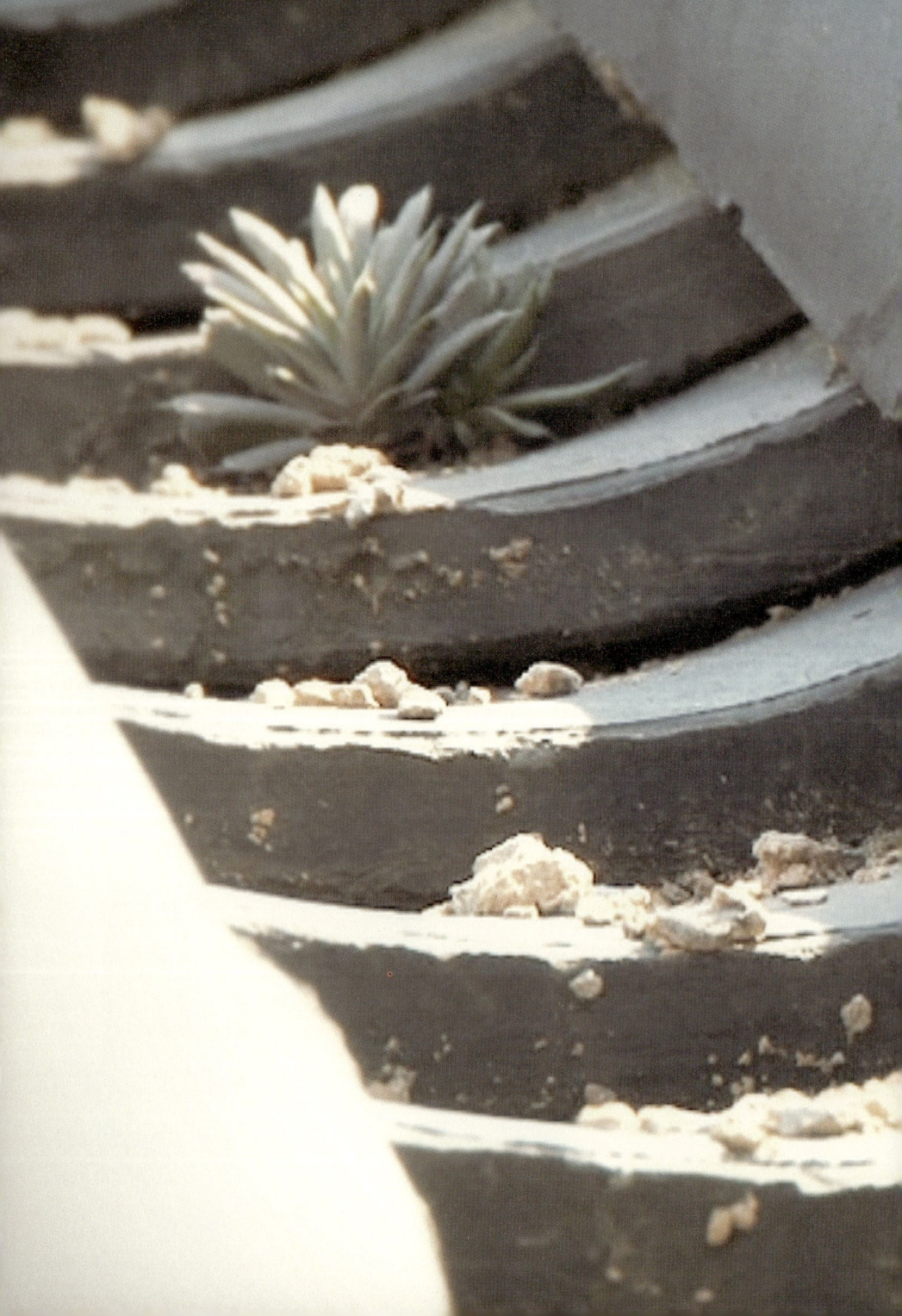

와송이 항암효과가 있다고 알려져 있으나, 거기에 대한 연구는 아직 기초단계 입니다. 임상에서 함부로 적용하시기엔 근거가 부족하고, 와송 때문에 암을 극복했다고 말하는 것은 무리가 있을 것 같습니다.

이두석 대장항문외과전문의

궁금해요!

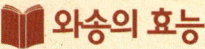 **와송의 효능**

와송은 아토피 피부에도 효과가 있다고 알려져 있다. 직접 섭취하거나 즙을 짜서 피부에 발라주면 효과가 있다. 또한, 종양을 억제하는 항암효과가 있고 스트레스에 의한 위염, 장염 같은 소화장애에도 도움이 된다고 한다. 콜레스테롤 제거에도 효과가 있다. 하지만, 약으로 쓰일 경우, 복용 전에는 반드시 전문가와 상의하고 복용해야 할 것이다.

백초차와 울금

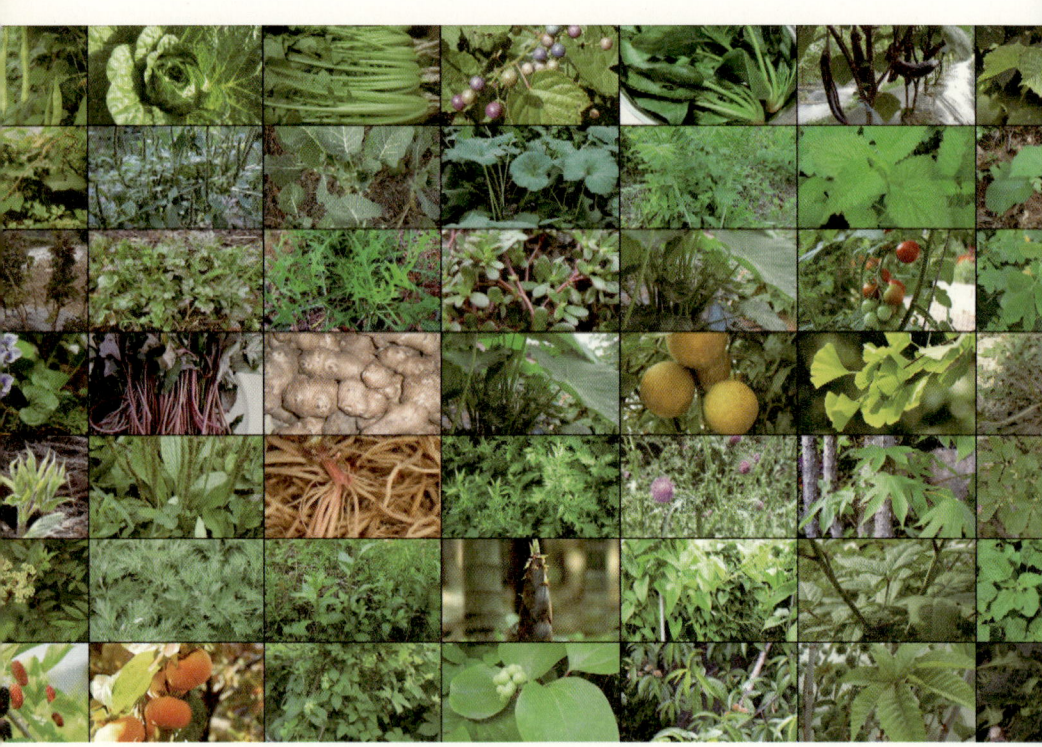

만오천쌍의 부부에게 행복을 준 천사 부부

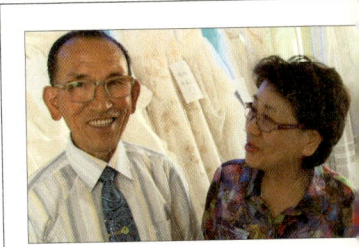

경남 창원의 한 예식장. 올해로 48년째 무료예식장을 운영중인 백낙삼씨 부부가 살고 있다. 이들은 그동안 형편이 어려운 이들을 위해 무료 예식장을 운영하였고, 만 오천쌍의 부부를 탄생시키며 행복하게 살았다. 50여 년을 함께하며 유독 금슬이 좋기로 소문이 자자했다는 백낙삼씨 부부. 하지만 바쁜 일상에 쫓겨 제대로 끼니조차 챙겨먹지 못하는 날들이 반복되었다고 한다.

"(옛날에는) 밤 11시가 되면 전기가 정전이 됐어요. 그 사진은 11시까지 만들어야 하거든요. 그날 찍은 사진을 만들어 놓고 저녁을 12시나 1시가 되어 먹곤 했어요."

5남매의 아버지로서 누구보다 바쁘게 살아오는 동안, 정작 자신의 건강은 돌볼 틈이 없었다.

**여보! 당신을 이대로
보낼 수 없어요!** / 대장암 3기

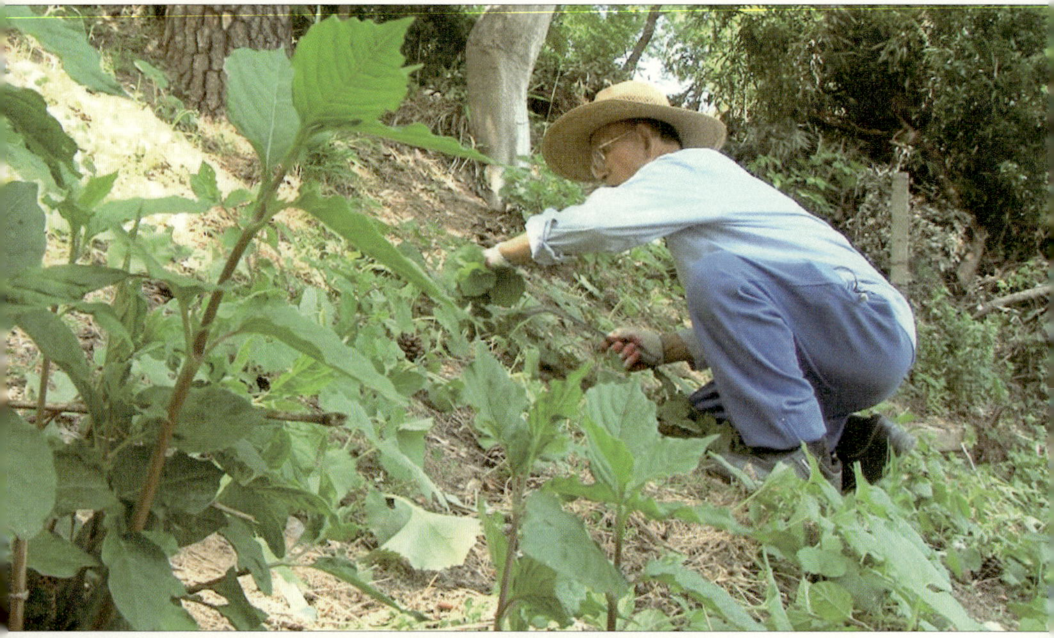

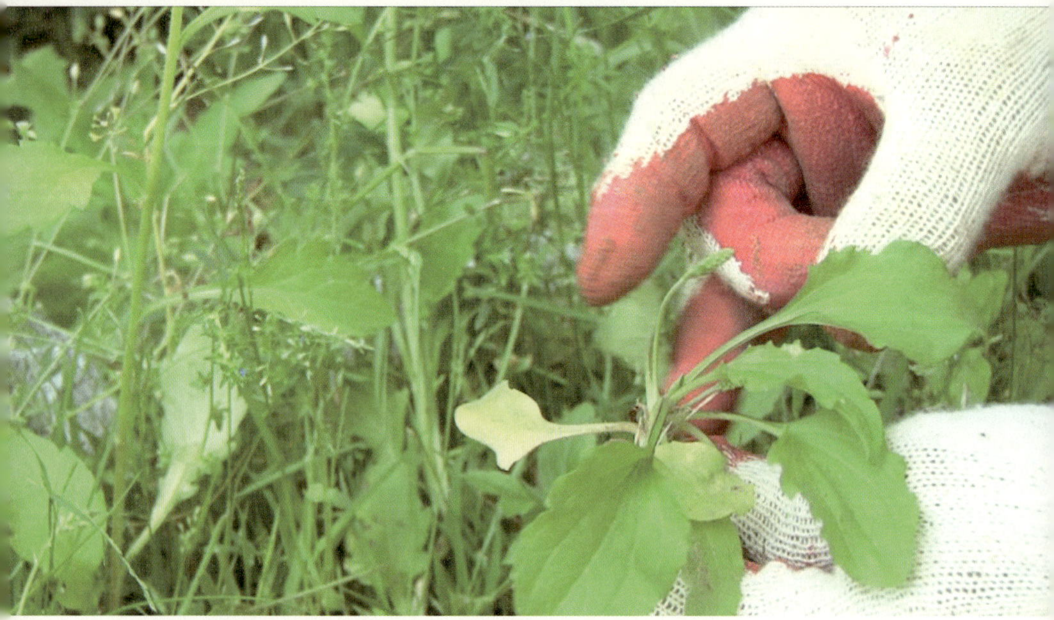

| 엉겅퀴, 머위(상), 질경이(하) 캐는 모습

"화장실에 갔더니 휴지에 피가 묻어 나왔어요. 깜짝 놀랐죠. 변기를 보니까 벌겋더라고요. 병원에서 약을 처방해줘서 먹었는데 괜찮았어요. 그래서 나은 줄 알았어요."

불규칙한 식생활이 원인이었을까? 2005년, 이상증후가 있어 병원을 찾았을 때에는 이미 S결장암으로 대장암 3기라는 진단을 받았다. 하지만 아내 최필순씨는 남편을 이대로 보낼 수는 없다는 생각에 특별한 차를 만들기 시작하였고, 지난 8년간 하루도 거르지 않았다. 대장암 수술 후, 힘겨운 투병생활을 하며 재발을 막기 위해 매일 물처럼 마셨다는 차는 무엇일까?

"우리 남편이 옛날에 해골바가지 같았어요. 그런데 지금은 환자 같지 안보이죠?"

아내 최필순씨는 그 비밀은 '백초차'라고 말한다. 백초는 어떤 약초일까?

"나물을 다섯 가지 이상 뜯어서 끓이면 백초차라고 이름을 붙일 수가 있대요. 한 50가지 이상 넣으니 백초차로 충분하죠."

50가지 정도의 재료가 들어가서 그 이름이 백초차라고 한다. 야산 곳곳에서 흔히 볼 수 있는 씀바귀를 비롯한 다양한 나물들이 백초차의 재료가 된다. 백낙삼씨는 봄에 나는 나물 취나물, 엉겅퀴 등 소가 먹는 풀은 다

뜯어서 넣는다고 말한다. 백낙삼씨는 자신만의 백초차 목록을 만들어 산나물 뿐 아니라 상추대부터 토마토 줄기에 열무, 토란, 고구마 줄기까지 실로 다양한 종류의 식물들이 들어간 그만의 특별한 '약차' 비법을 자랑한다. 산과 들에서 채취하고 직접 키운 것들을 깨끗이 씻어서 말린 후 함께 사용한다고 말하는데, 주변에서 흔히 볼 수 있는 재료지만, 50가지가 넘는 재료를 모두 모으기까지 1년은 걸린다고 말한다.

힐링차, 백초차와의 인연

* **백초차 만드는 법**
  - 산의 나물을 뜯어 깨끗이 씻는다.
  - 50가지 이상의 나물을 모은다.
  - 말려서 골고루 섞는다.
  - 진하게 달인다.
  - 물과 희석해 차로 마신다.

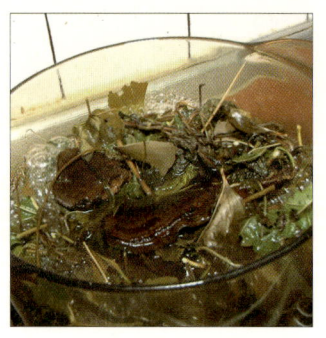

백씨는 백초차를 하루에 10잔 이상씩 수시로 마시면서 건강을 되찾을 수 있었다.

"변도 잘 나오고 건강에도 좋은 것 같고, 밤에 잠도 잘자요. 8년 동안 재발도 없었어요."

백낙삼씨가 대장암을 이겨내기 위해 백초차를 선택한 이유는, 일본의 정신과 의사인 '호시노 요시히코' 박사가 쓴 책 때문이었다. 저자도 백씨와 같은 S결장암 이었는데 간으로 두 군데 전이가 되면서 생존률이 0%였다. 그런데, 다양한 노하우로 30년이나 지나도 잘 살고 있다. 백씨는 그 생존비법을 알기 위해 80살이 가까운 나이에도 일본어 자격증까지 취득하여 책을 읽었다. 다양한 생존방법 중 백낙삼씨의 눈에 띈 것이 바로 풀로 만든 차였다.

"내가 백초차를 끓이듯이, 이 사람도 풀을 뜯어 차를 끓여 먹었더라고요. 이 사람이 살았으니 나도 살 수 있지 않겠나."

비록 들어가는 재료는 달라도 자연에서 나는 식물로만 끓인 차인 만큼 도움이 되리라고 믿었다. 과연 백초차가 대장암에 효과가 있는지 전문가에게 물어 보았다.

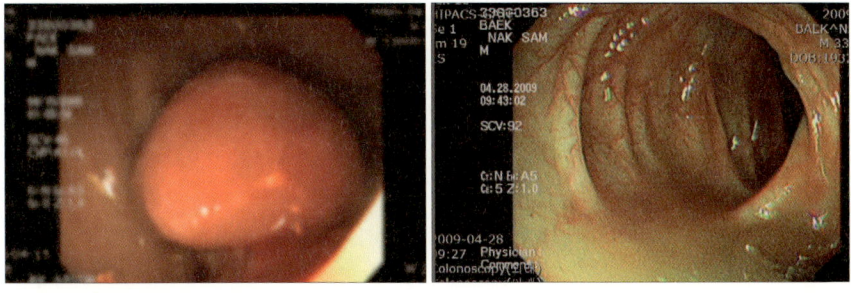

| 대장내시경 전 후 비교

취나물, 가짓대, 고구마줄기에는 비타민, 미네랄이 다량 함유되어 있기 때문에 대장의 기능을 좋게 할 뿐 아니라 대장의 배변작용에도 도움이 됩니다. 하지만 다른 재료는 대장암 환자가 드실 경우 장에 부담을 줘서 설사 탈수 알레르기 반응을 일으킬 수도 있습니다. 여러가지를 많이 섞어서 드실 때에는 전문가와 상의해서 드시는 것이 좋을 것 같습니다.

김문호 한의사

울금가루, 어떻게 먹을까?

백낙삼씨는 대장암의 원인이 식습관과 밀접한 관계가 있는 만큼 식습관도 자연에서 나는 나물과 채소 중심으로 철저히 개선하였다. 그 중 백낙삼씨가 빠지지 않고 먹었던 것이 또 하나 있는데 바로 울금가루다. 생울금을 가루로 만들어 그대로 밥에 비벼 먹었다고 한다.

카레의 주 재료로 치매 예방에 효과가 있다고 알려져 있는 울금가루. 대장암과는 어떤 관계가 있을까.

울금은 〈본초강목〉, 〈동의보감〉에 해울, 행기, 청렬 해독작용이 뛰어난 것으로 되어 있습니다. 대장암 환자가 많이 드시면 대장에 쌓여 있는 노폐물과 독을 분해해 주고 대장내 항산화 작용을 증진해주는 효능이 있습니다.

김문호 한의사

전세계적으로 울금의 항암효과를 입증하는 연구결과가 활발하게 발표되고 있는데 울금의 주 성분인 '커큐민'이 대장암 세포를 죽이는데 효과가 뛰어나다고 한다. 세계보건기구에 따르면, 카레를 주식으로 삼는 인도인이 아시아 국가 중 대장암 발병률이 가장 낮다고 한다.

대장암에 좋다고는 하나 그 맛이 워낙 쓰기 때문에 아내 최필순씨는 토종꿀에 울금을 섞어 '울금꿀'을 만들었다. 몸에 좋은 견과류에 듬뿍 찍어 틈틈히 백초차와 함께 간식으로 먹었다. 백낙삼씨는 대장암 선고 후 8년이 지난 지금, 더 건강한 삶을 살고 있다.

"의사 선생님께서 '이제는 관해(寬解)입니다.' 했거든요. 현대 의술로서는 다 고쳤다는 거죠. 그러니까 완치라고 볼 수 있죠."

백낙삼씨는 대장암 극복에 있어 먹는 것도 중요하지만 삶에 대한 의지가 무엇보다 중요하다고 말한다.

"이렇게 즐겁게 앞으로 35년간 더 살고 싶어요. 120살까지 아름다운 삶을 누릴 수 있게 최선을 다해요!"

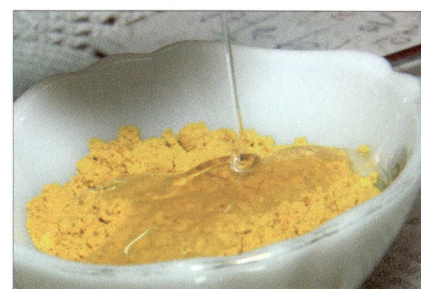
| 꿀을 넣은 울금

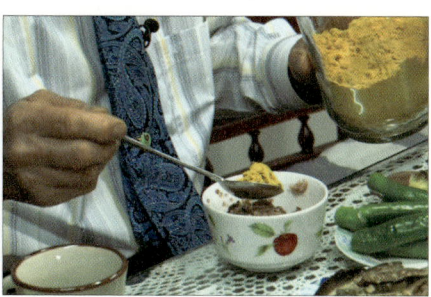
| 밥에 울금가루 비벼먹는 모습

부처손

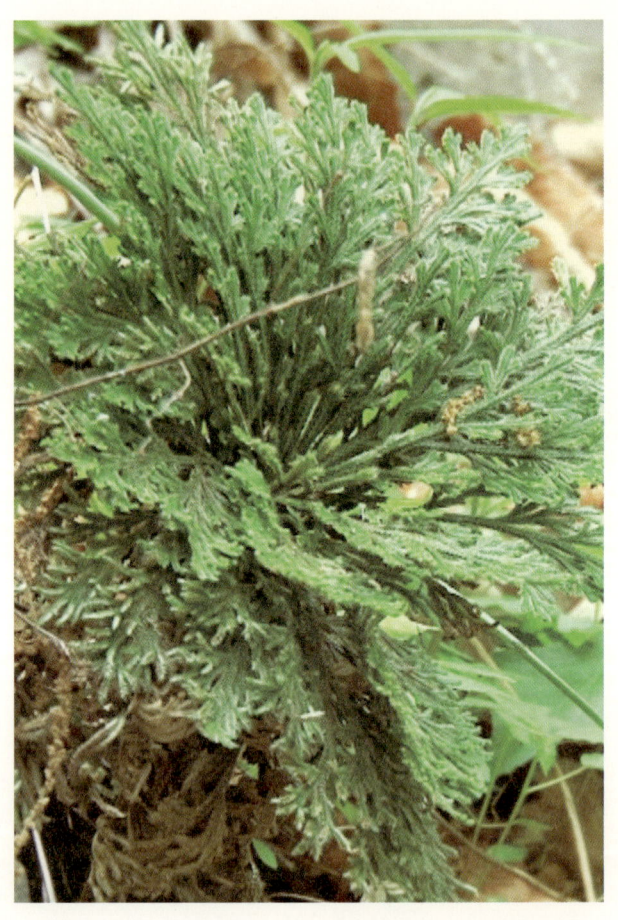

죽었다 살아난 사람

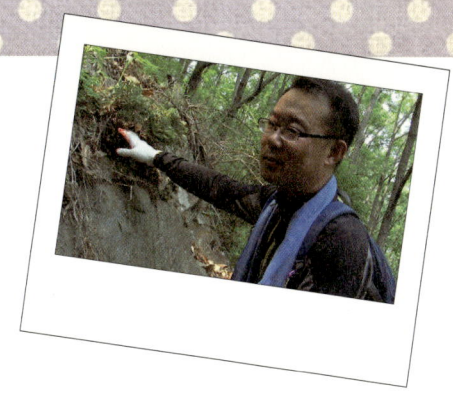

경남 창원시 이곳에 특별한 잡초로 건강을 되찾았다는 차민수씨가 살고 있다. 그는 부처손이라는 약초로 건강을 회복했다. 부처손은 부처의 마음과 손을 닮았다고 해서, 또 부처처럼 편하게 감싸준다고 해서 부처손이라는 이름이 붙여졌다고 한다.

'권백'이라고도 불리는 부처손은, 〈동의보감〉에 여성질환을 치료하는 데 특히 효과가 좋다고 기록되어 있다. 오랜 세월 동안 하늘이 내리는 빗물과 새벽이슬만 먹으며 자란다는 신비의 풀, 부처손은 겨울에는 마치 죽은 것처럼 오그라들었다가 촉촉한 봄비에 새파랗게 살아나는 질긴 생명력을 가지고 있다.

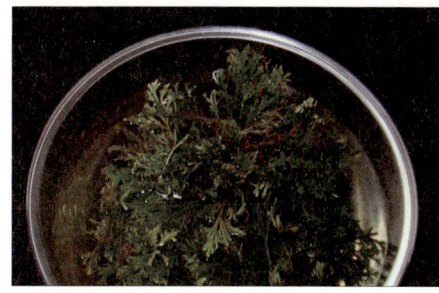

| 물속에서 피어나는 부처손

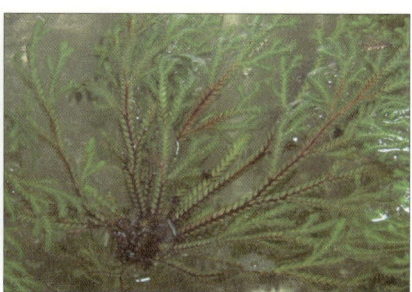

| 물 속에 넣고 끓인 부처손

"이 부처손은 바위에서 자라기 때문에 통째로 채취하면 멸종 돼 버리죠. 오랜 시간이 걸리겠지만, 이렇게 잎을 놔두면 서서히 자기 생명 활동을 유지해서 다시 살아나게 되는 거죠. 부처손은 죽지 않고 다시 우리에게 좋은 약성을 주는 부처손으로 태어날 거에요."

30대 초반, 첫 아이 돌을 앞두고 죽음의 문턱에서

윗옷을 들어 올려 보여주는 차민수씨의 배엔 커다란 수술자국이 선명하게 남아 있다. 12년 전, 옆구리가 너무 아파서 숨도 못 쉴 정도였다는 차민수씨. 검사를 하니 이미 대장, 직장, 소장, 위, 눈까지 전이가 된 상태였다. 살기 위해 무려 9시간에 걸친 대 수술로 대장과 직장을 모두 들어내야만 했던 차씨. 대수술을 할 당시, 첫 아이의 돌을 일주일 앞둔 상태로 결혼한지 1년도 채 되지 않아서 벌어진 일이었다.

대장 절제 후, 인공항문을 장착해야만 했던 차민수씨. 일상생활에 어

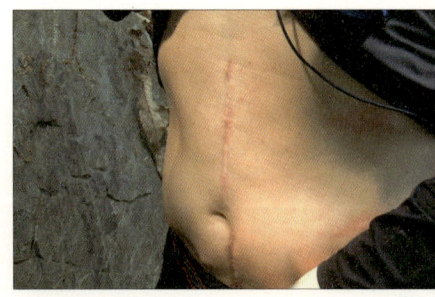
| 사례자의 수술 흉터

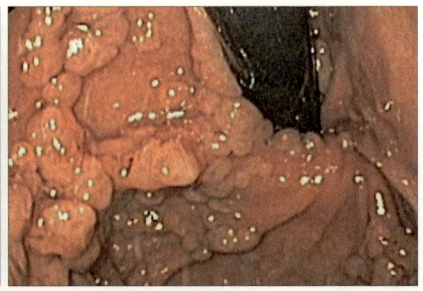
| 가족성 선종성 대장 증후군

려움을 느낀 그는 다시 큰 결심을 하고 소장을 끌어 항문에 연결하는 2차 수술을 받았다. 삼십대 초반에 일어난 청천벽력 같은 일이었지만, 차씨는 아버지가 같은 병으로 50대에 돌아가셨기에 어느 정도는 예견하고 있었다고 말한다. 그 후 자연으로 돌아간 차씨는 온 산을 헤매며 자신에게 맞는 풀을 연구하게 되었다. 그러던 중, 죽음과 싸우던 차민수씨는 부처손을 찾게 되었다.

"내 주변에 가장 흔하게 있는 잡초처럼 무시당하고 있는 약초들이 내 몸에 가장 좋은 약초라고 생각하거든요. 부처손을 먹기 전엔 10미터도 걷기 힘들었죠. 한 보름 지나니까 기력이 좋아진다는 걸 느꼈어요."

* 부처손, 부처님처럼 먹기
- 물 2리터에 7~8그램을 넣는다.
- 센 불로 물이 끓기 시작하면 제일 약한 불로 맞추고 7분 정도 더 끓인다.

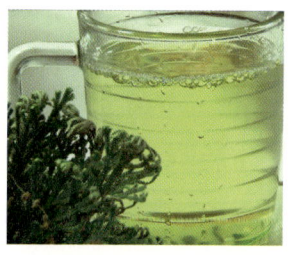

차민수씨는 자신에게 생명의 기운을 주었다는 부처손을 물로 달여 먹는다. 이물질을 깨끗이 제거한 후, 물에 넣고 끓여 식수처럼 수시로 마신다. 또, 부처손은 된장찌개는 물론, 밥을 지을 때에도 들어간다. 차씨는 이렇게 모든 요리에 부처손을 활용하여 먹고 있다. 또 어느 풀에 비해 다소 뻣뻣한 질감을 갖고 있다는 부처손의 질긴 잎 전체를 먹기 위해 차씨는 부처손 튀김도 즐겨 먹는다.

　몇 년 전만해도 차민수를 제외한 가족들은 부처손을 따로 먹지 않았지만, 지금은 온 가족이 함께 즐기며 건강을 지키고 있다. 향이 독하지 않아 아이들도 거부감 없이 잘 먹기에 부처손으로 가족의 행복까지 지킬 수 있게 되었다고 차씨는 말한다.

　"감기도 자주하고, 일년에 반은 감기 달고 살았으니까요. 이거 먹으면서 애들 많이 좋아졌죠. 감기도 잘 안 걸리고."

부처손의 효과

　임상적으로 사용해서 나온, 임상 보고를 보면, 치질이 생겨서 출혈을 아주 많이 한다든지, 몇 가지 암 즉 인후암, 폐암, 자궁경부암에도 효과를 보인다고 기록하고 있습니다.

김길우 'ㅈ' 한방병원 원장

　실제로 부처손의 항암연구가 계속해서 진행되고 있고, 그 효과가 입증되고 있다. 부처손을 꾸준히 복용한 차민수씨의 건강상태는 어떨까?

　전 대장절제술을 시행 받았다는 병력과 일치하게, 대장은 관찰되지 않고, 소장과 항문이 수술로 연결되어 있는 모습이 보입니다. 그 외에 대장암이 주위에 다시 재발했거나 간이나 췌장에 전이된 건 전혀 발견되지 않았습니다. 위 내시경도 암과 관련된 증거는 없습니다. 흔한 환자는 아니고 가족성 선종성 대장증후군 환자였던 것 같습니다.

이승익 'ㅊ' 병원 내과 전문의

수천 수백 개의 선종이 대장에 생겨 발병되는 가족성 용종증. 백퍼센트 암으로 발전하기에 차씨에게 피할 수 없는 운명이었다. 그렇기에 죽음의 고비를 넘기며 지금의 행복을 있게 해준 부처손이 차씨에게는 보물과도 같다.

부처손은 본질적으로 무독한 약초입니다. 편하게 쓸 수 있지만, 이것만으로 위급한 암을 치료할 수 있다고 생각하면 안됩니다. 몸에 특별한 문제가 있으신 분들은 반드시 전문가와 상담하셔서 복용하는 것이 좋습니다.

김길우 'ㅈ' 한방병원 원장

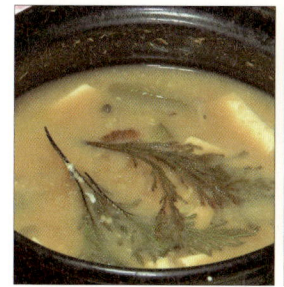
| 부처손 된장찌개

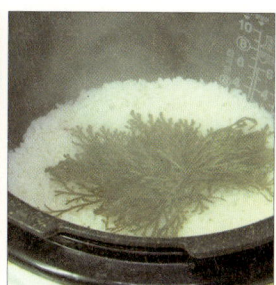
| 부처손 밥

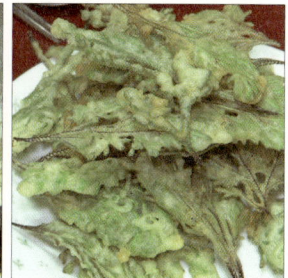
| 부처손 튀김

. . 혹시 짜게 드세요?

한국인에게 가장 익숙한 암인 위암은, 2010년에 들어서면서 조기위암 발생률의 증가로 사망률이 감소하고 있다. 하지만, 무엇을 먹고 무엇을 먹지 않느냐에 따라 쉽게 걸릴 수도 있는 질병이기에 항상 주의해야 한다. 정부 자료에 따르면, 2010년에 발생한 암 환자 중 14.9%인 3만 92명이 위암으로 2위를 차지했다. 이는 인구 10만 명당 남자는 80.8명, 여자는 39.8명에서 위암이 생긴 것으로 세계 1~2위를 차지하고 있는 것이다. 왜 한국의 위암 발생률이 높은 것일까? 가족력이나 영향의 불균형, 흡연도 큰 이유에 들어가지만, 가장 큰 원인은 한국인의 짜게 먹는 습관과 탄 음식을 먹는 버릇 때문인 것으로도 나타났다.

위암의 치료 예후는 암의 상태나 수술 후 관리에 따라 달라지지만, 위암의 통상적인 5년 생존율은, 2기 70~80%, 3기 40~60%, 4기 10~20% 이다. 하지만 식습관을 조절하고 자신에게 딱 맞는 음식을 찾아내 위암 말기 수술 후 10여 년이 지난 지금까지도 건강히 살고 있다는 사례자들이 있다.

04

위암

소금차

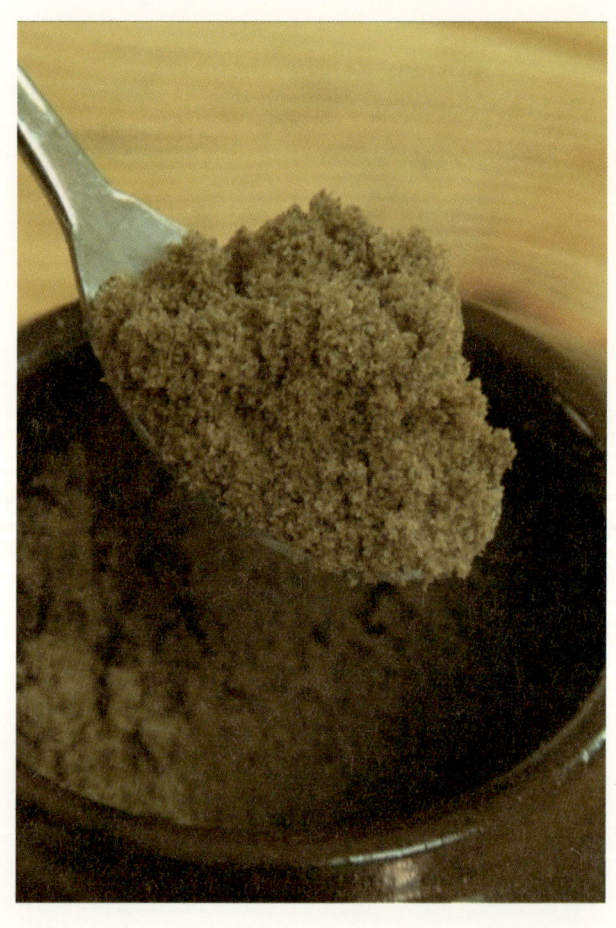

모르고 먹으면 독이지만,
알고 먹으면 보약인 소금!

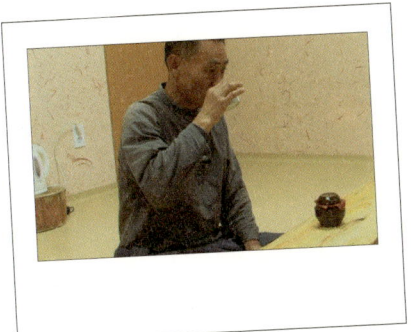

해발고도 300미터의 고산지역인 제천. 자연의 아름다움을 간직한 이 곳은 약초의 고장으로 유명하다. 4년째 이 곳에 터를 잡고 자연과 더불어 살고 있다는 김정수씨. 소금을 모든 음식에 넣어 먹는 것은 물론 차로 만들어 하루 5~6잔씩 마시고 있다. 12년째 마시고 있는 소금차를 김씨는 자신의 생명수라고 생각한다.

"제가 마시는 게 소금차예요. 소금차를 마시면 소화력이 좋아지고요, 배설의 기쁨이 상당히 좋습니다. 다른 분들은 모르겠지만, 저는 상당한 효능을 체험했기 때문에 소금을 사랑하고 마니아가 됐습니다. 10여 년 전에 위장병으로 상당히 고생을 했어요. 위궤양이 심하다, 잘못하면 위암이 올 수 있다는 이야기를 들었어요."

40대 초반, 평범한 직장인이었던 김씨에게 병마가 찾아왔다. 그 이후 도시의 삶을 접고 자연에서 소금 공부를 시작하였다. 특별한 소금으로 위장병을 고쳤다는 김정수씨는 자신이 직접 소금을 만든다. 김씨가 만드

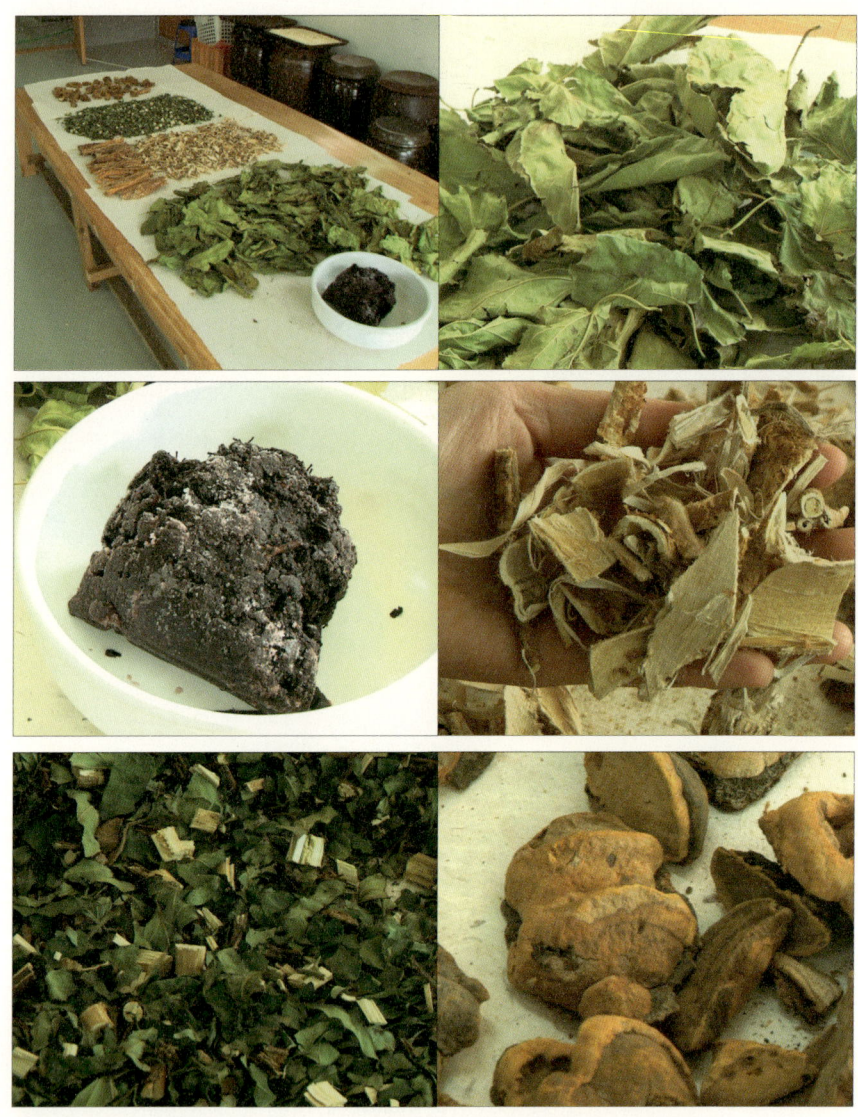

| 상염을 만드는 재료들: 뽕나무 잎과 열매, 뿌리와 가지, 뽕나무에 기생하는 상황버섯

는 소금은 상염이다. 뽕나무의 5가지 부위를 모아 만든다는 상염은 각 부위별로 영양소를 머금는 계절이 달라 재료를 모으는 데 꼬박 1년이 걸린다. 김정수씨는 자신의 상염은 사계절의 뽕나무 영양소를 다 흡수할 수 있기에 건강에 도움이 된다고 말한다.

"뽕나무에서 나오는 이파리하고 열매, 뿌리, 가지하고 뽕나무에 기생하는 상황버섯으로 상염을 만들어요."

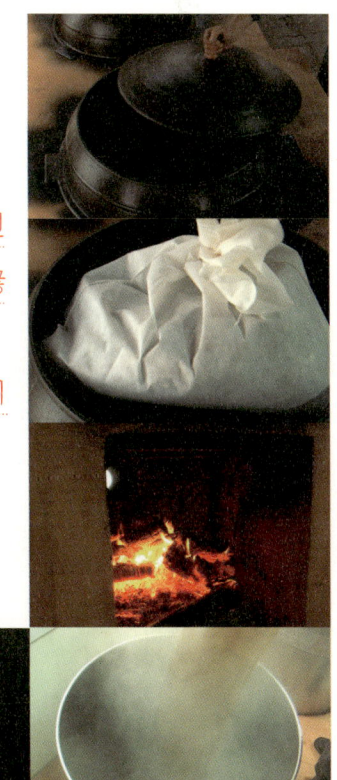

* **상염, 이렇게 만든다**
  - 가마솥에 뽕나무 재료를 넣는다.
  - 10시간 정도 은근한 불에 끓인다.
  - 불순물을 제거한 소금물에 뽕나무 진액을 부어 다시 은근한 불에 24시간 끓인다.
  - 소금결정체(소금밥)가 나오면 햇빛에 이틀정도 말린다.
  - 완진히 굳으년 체로 친다.

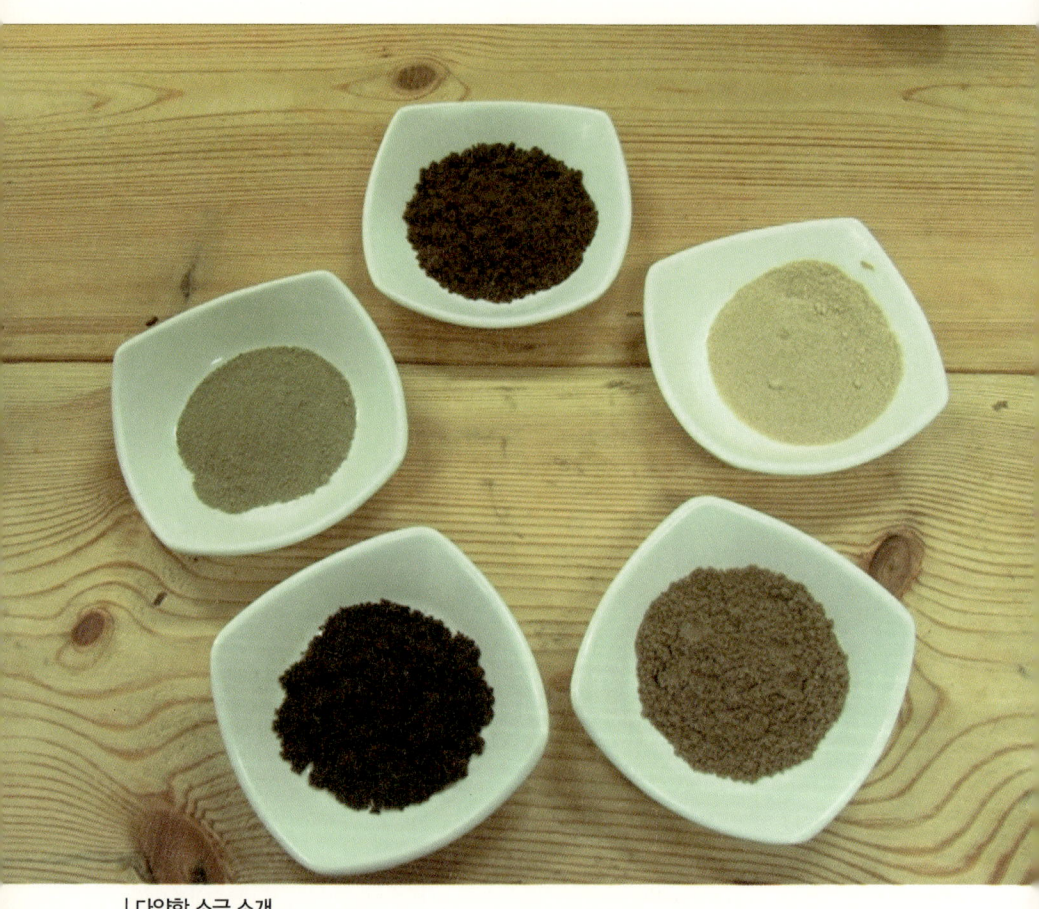

| 다양한 소금 소개

"은근한 불로 10시간 정도 달이면, 약초물이 쉽게 말해 진액이 싹 빠져 나오죠."

김정수씨는 약이 되는 소금이기에 무엇보다 정성이 가장 중요하다고 생각한다. 10시간 동안 푹 끓여 우려낸 뽕나무 진액은 그 자체만으로도 약이 된다. 이 진액은 상염을 만드는데 가장 중요하다. 불순물을 걸러낸 소금물을 준비하고, 여기에 뽕나무 진액을 부어 다시 은근한 불에 24시간 이상 끓여낸다. 이렇게 하면 수분은 증발하고 뽕나무 성분이 스며든 소금 결정체만 남는다.

몸에 좋은 뽕나무 성분을 고스란히 머금은 소금결정체는 소금밥이라고 불린다. 소금밥을 이틀 정도 햇볕에 완전히 굳을 때까지 말려야 비로소 뽕나무 소금이 완성된다.

"햇빛에 말리려면 이틀 정도는 말려야죠. 완전히 굳어질 때까지 돌처럼 단단해질 때까지 말립니다. 그런 다음에 빻아서 체로 쳐서 식용으로 쓸 수 있는 거죠."

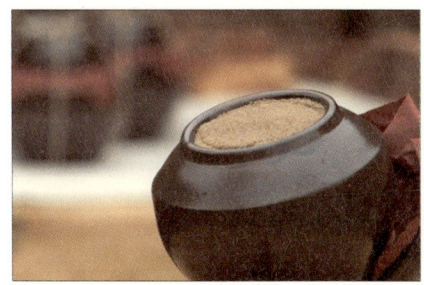
| 완성된 뽕나무 소금

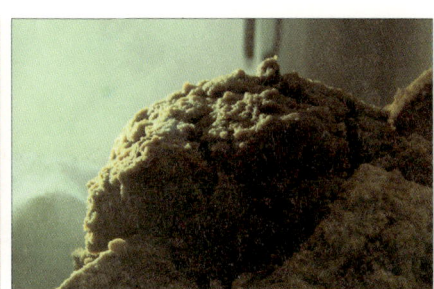
| 소금밥

김정수씨는 뽕나무 외에 다양한 약초로 소금을 만들고 있다. 소금은 혈관을 타고 우리 몸에 영양분을 전달하기 때문에 약초로 소금을 만들면 약초의 성분을 흡수하는데 더 효과적이다. 몸 상태에 꼭 맞는 소금을 만들어 차로 마시는 김정수씨는 소금이 둘도 없는 보약이라고 생각한다.

"국산 소금을 깨끗이 정제해서 나에게 맞는 곡물이나 채소, 또는 들에 널려있는 것들을 접목해서 소금을 만드는 것이 유익하다고 생각합니다."

이런 소금이 정말 건강에 효과가 있을지 전문가의 의견을 들어 보았다.

약재의 효과와 천일염의 효과를 같이 누릴 수 있을 것으로 보입니다. 일반 소금에 비해서는 약리적인 효과를 기대할 수 있을 것으로 보입니다.

정연서 'ㅈ' 한의원 원장

"약초소금은 없어선 안 될 존재죠. 이 세상 무엇보다 제일 사랑합니다."

김정수씨의 소금사랑은 지금도 계속 되고 있다.

> 궁금해요!

📖 상염을 만드는 뽕나무의 모든 것

상염을 만들기 위해서는 줄기는 물론 뿌리부터 잎사귀까지 나무 한 그루가 다 쓰인다. 봄에는 뽕잎을, 여름에는 오디열매를, 가을엔 가지를, 겨울엔 나무뿌리와 상황버섯을 얻어 만들기에 상염을 만들 재료를 모으는 데에만 1년이 걸린다. 〈동의보감〉, 〈본초강목〉에 따르면, 뽕나무는 위장질환에 좋고 당뇨, 관절, 혈압, 스테미너 등 여러 질환에 두루 효능을 발휘한다. 피곤하거나 속이 안 좋을 때 상염차를 먹으면 좋다.

재래된장

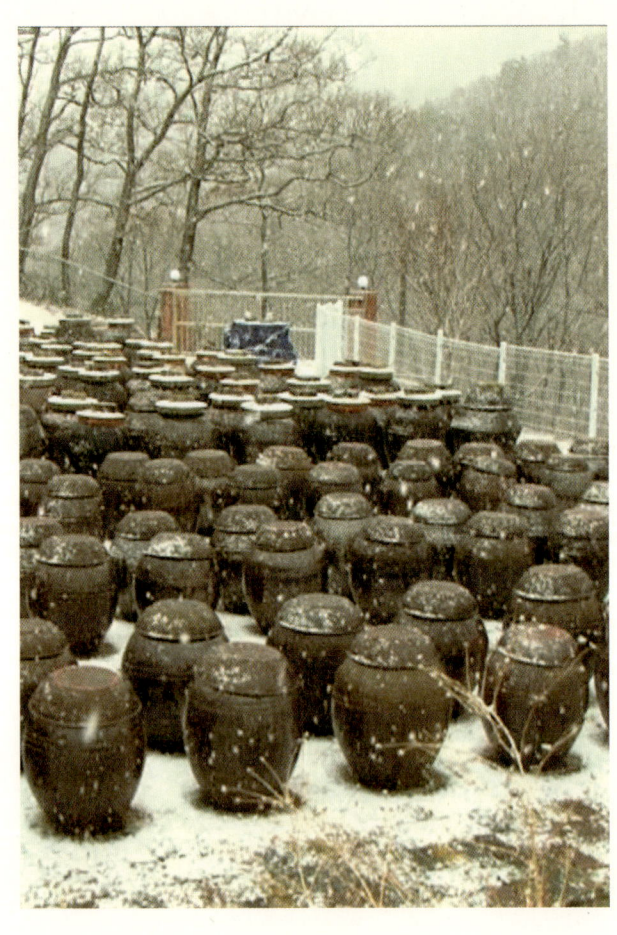

된장아 건강을 부탁해, 재래된장으로 위암극복

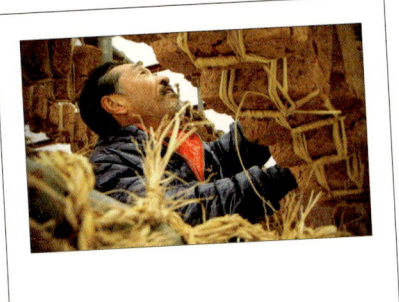

경북 청송의 깊은 산골에 살며 위암을 치료했다는 이원식씨는, 자신의 건강을 되찾아준 보물로 집 앞마당을 가득 채우고 있는 수많은 된장 항아리를 자랑한다.

"이게 노랗죠? 맛이 구수하거든요. 3년 된 된장입니다. 3년 된 된장인데, 3년 이상 안되면 꺼내질 않거든요. 일정 기간을 숙성을 해야 해요."

이원식씨가 된장에 푹 빠지게 된 것은 1999년 위암선고를 받은 이후다.

"제가 15년 전에 위암에 걸렸어요. 그때만해도 암이라고 하면 바로 사망하는 줄 알고 내 동생들하고 마음의 준비는 다 했었죠."

위암 수술 후 암에 좋다는 음식을 찾기 위해 전국 방방곡곡 안 가본 산이 없을 정도였다. 자연 속에서 병을 이겨내고 싶다는 남편의 뜻을 따라 산골 생활을 시작한 부부. 부인 최옥순씨는 이 모든 것이 감사하다.

"저는 실제로 시골에 들어와 사는 것도 우리집 양반이 아픈 바람에 건강 찾아서 들어왔거든요. 아픈 사람이 얼마나 절박했으면 그런 생각을 했을까 싶어서 무작정 들어왔습니다. 다른 생각도 없이 요즘은 감사하죠. 건강 되찾고, 좋은 것도 먹고 그러니까 이곳에 오기를 참 잘했다고 생각합니다."

병마와 싸우던 그에게 기적과도 같았던 음식이 바로 재래식 된장이다. 위암에 좋다는 말을 듣고 전통장식으로 직접 메주를 만들어 재래된장을 먹고 있다. 이원식씨는 콩이 사람의 몸을 보호하기에 건강에 좋은데, 발효된 것을 먹으면 더 좋다고 생각한다. 게다가 좋은 콩으로 정성껏 만드는 재래된장은 최고의 항암식품일 수밖에 없다고 믿는다.

* 재래된장 만들기

- 깨끗이 씻은 좋은 콩을 삶는다.
- 삶은 콩을 밟는다.
- 메주틀에 모양을 만들고, 메주를 말린다.
- 전통방식으로 된장을 만든다.

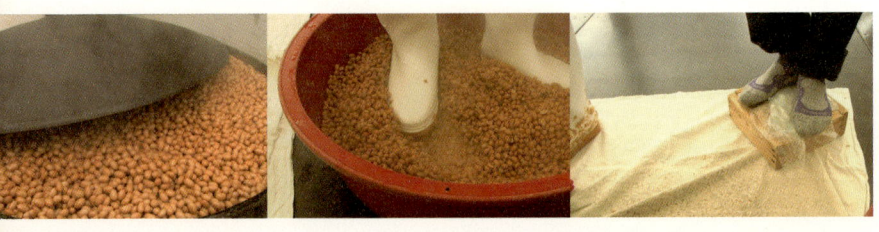

전통방식 그대로 메주를 만들다 보니, 재래된장이 완성되기까지 오랜 정성과 끈기가 필요하다. 김씨는 왜 일반된장이 아니라 직접 만든 재래된장을 고집하는 것일까.

"재래된장은 인위적인 발효가 아니고 자연적인 발효입니다. 예를 들면 메주 한 장 발효시키는데 70일 정도 걸립니다. 그래야만 된장이 맛도 좋고 건강에도 좋습니다."

일반적으로 일반 된장은 종균을 주입하여 일주일 만에 발효가 되지만, 재래된장은 70일 동안 자연발효 시킨다. 최근 농촌진흥청의 한 실험 결과 재래종 메주에서 일반 메주의 70배가 넘는 유익한 미생물이 확인 되었다.

〈동의보감〉에 보면 장이라는 것은 모든 독을 제거해주고, 열독과 화독을 빼준다고 되어 있습니다. 민간에서는 실제로 벌에 쏘이거나 다친 부위에 된장을 발라서 치료하던 효과들이 이런 해독작용에 사용된 것이라고 보시면 됩니다.

김동조 'ㅈ' 한방병원 한의사

이렇게 자연 속에서 찾은 재래된장 덕분에 위암을 이겨냈다고 말하는 이원식씨. 그렇다면 그는 말처럼 암을 완전히 극복한 것일까?

그 당시 상태는 위암, 조기 위암이었습니다. 위 하부에 생겼기 때문에 상부 위는 조금 남겨놓고, 하부쪽 위를 75%정도 절제했습니다. 지난해

추적검사를 했는데 재발의 흔적이 전혀 없고 아주 정상이었습니다.

박기호 당시 위암수술 집도의

된장 자장면이라고?

자장면을 즐겨 먹는다는 이원식씨는, 자장소스를 춘장도 고추장도 아닌 된장으로 만든다. 이원식씨는 건강을 위해 된장을 넣은 자장면을 개발하여 즐겨 먹는다. 일반 자장면과 확실히 다른 맛이지만 구수한 맛이 일품이다. 또한 친근하고 소박한 시골 밥상 위의 산나물에 모두 된장을 넣고 무쳐 먹는다.

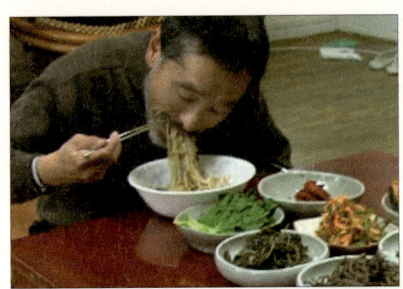

"식단 자체가 된장, 발효식품이 다 들어가 있다고 봐야죠. 현재까지는 정말로 된장의 힘이 있는 것 같아요."

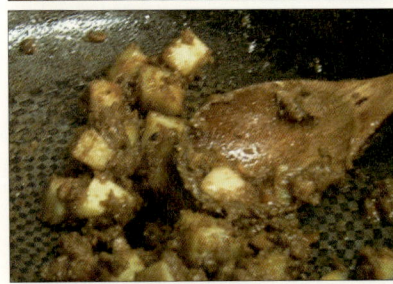
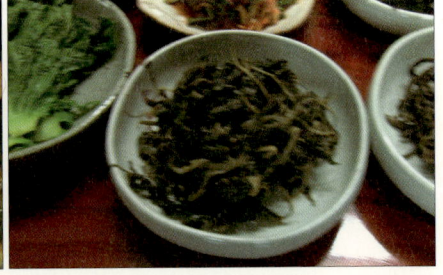

| 된장자장면을 먹는 사례자(상), 된장 넣고 채소 볶기(하단 좌), 된장나물반찬(하단 우)

재래된장과 사랑에 빠진 남자, 이원식씨는 제 2의 삶을 살게 해준 재래된장의 힘을 굳게 믿고 있다.

참기름에 볶은 마늘

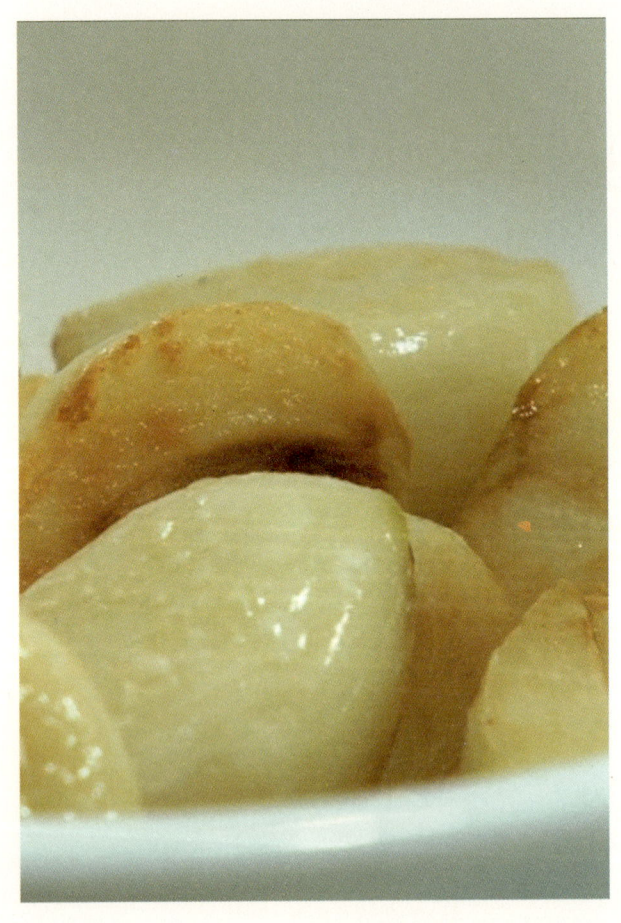

참기름에 볶은 마늘

마늘은 나의 항암 도시락

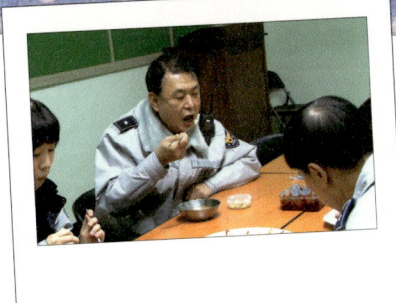

인천의 한 경찰서. 마늘전도사로 살고 있다는 경찰, 성백종씨의 도시락엔 밥 대신 노릇노릇하게 구운 마늘이 전부다. 성씨가 마늘로 식사를 하는 이유는 무엇일까?

"제가 수술을 하고 나서 10년을 먹었는데, 항암효과가 좋다고 해서 먹는데 정말 좋아요."

누구보다 건강에 자신 있던 성백종 경관. 하지만 2003년 예상하지 못했던 병인 위암이 찾아와 위암 3기로 대수술을 하였다. 식도와 위 사이에 9cm의 혹을 발견하여 위를 절제하고 식도와 소장을 이어 붙인 대 수술의 흔적은, 아직도 성백종씨에게 뚜렷이 남아 있다.

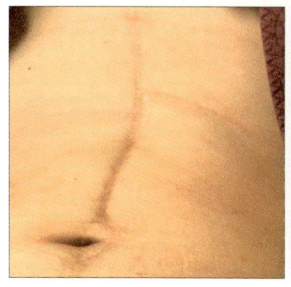 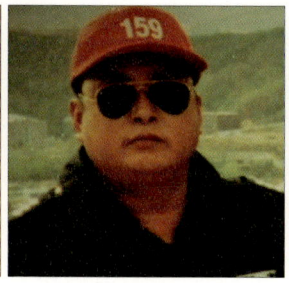 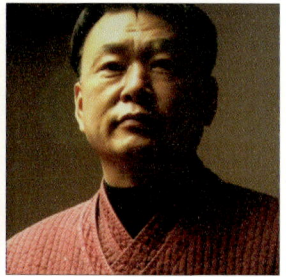

| 수술자국(좌), 수술 전 115kg(가운데), 수술 후 75kg(우)

"지금은 흉터가 깨끗해진 거에요. 아주 흉했죠. 위가 전혀 없이 싹 잘라내다 보니까 음식을 많이 먹지도 못하고 음식 먹으면 바로 창자로 가서 많이 먹지도 못하고 설사하고 구토하고 힘든 생활했었죠."

항암치료로 인해 머리카락이 빠지고 우울증이 생기면서 큰 체중변화를 겪은 성백종씨에게는 마늘이 생명줄과 같았다. 지인을 통해 구토, 설사에 좋다는 구운 마늘을 하루에 5~6쪽씩 먹었더니, 설사도 멎고 몸이 좋아지는 느낌을 받았다. 성백종씨는 참기름에 구운 마늘만을 먹었는데, 하루에 여섯쪽 이상은 절대 먹지 않았다. 소화기관이 약한 자신에게 알맞은 섭취법을 터득한 것이다.

* 나에게 꼭 맞는 마늘 구워먹기 노하우

- 마늘은 참기름에 굽는다.
- 이때, 은근한 불로 익힌다. 단맛이 나야 속이 쓰리지 않다.
- 하루에 먹는 양은 본인의 상태에 따라 조절한다.

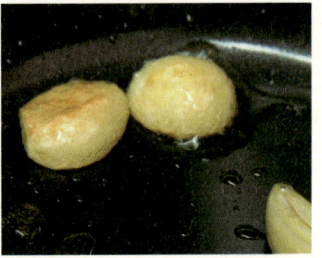

"속에 부담을 안 주려고 은근하게 해서 다 익혀야 해요. 마늘에서 단맛이 나요."

마늘의 항암효과는 동서양을 막론하고 이미 모두가 알고 있는 사실이다. 그런데 참기름에 구워 먹는 것이 마늘을 먹는 올바른 방법일까?

마늘에는 수분이 많이 들어있거든요. 기름에 볶게 되면 수분이 증발하면서 상대적으로 항암효과가 뛰어난 아릴설파이드 함량이 높아지게 됩니다. 그냥 마늘을 먹는 것 보다 항암물질이 증가하게 됩니다.

김영성 신흥대학교 식품영양학과 교수

마늘로 인해 제 2의 인생을 살게 되었다는 성백종씨는 건강을 되찾을 뒤, 새로운 분야에 도전하고 봉사하며 즐겁게 인생을 살고 있다.

"그 동안 쭉 구운 마늘 많이 먹어서 건강해진 걸 피부로 느껴서 앞으로 계속 먹을 것이고, 이걸 먹으면서 봉사를 많이 하고 실행할 계획입니다."

궁금해요!

📖 최고의 건강식품 마늘, 어떻게 먹는 것이 가장 좋을까?

생마늘, 마늘 장아찌, 구운 마늘 순으로 마늘의 항산화력이 줄어들기 때문에 가열하지 않고 생으로 먹는 마늘이 좋다. 하지만, 위궤양 등 위장 장애가 있는 사람은 마늘의 자극적인 향과 맛을 제거하고 먹는 것이 바람직한데 대신 생마늘을 먹을 때보다 섭취량을 늘리면, 건강에 도움이 된다.

꽃송이버섯

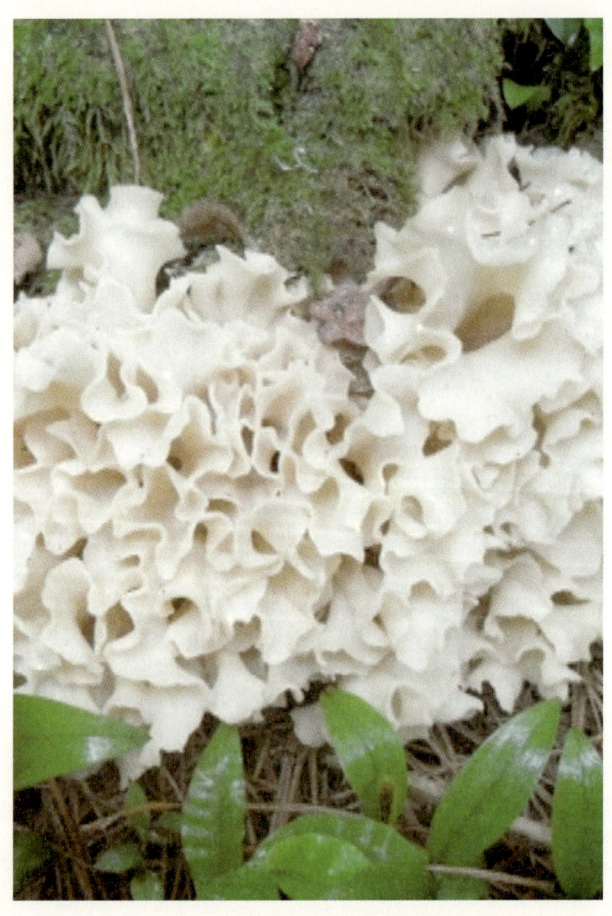

산삼보다 귀한 꽃송이버섯 전도사

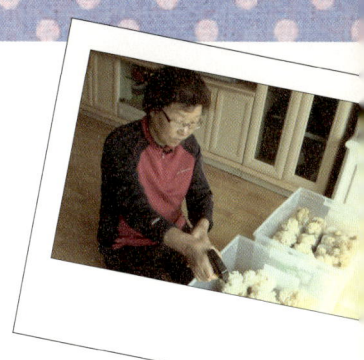

광주광역시에 매일 아침 하루도 운동을 거르지 않는다는 정맹희씨. 70대 후반이 믿기지 않을 만큼 활기차 보이지만, 불과 4년 전 까지만 해도 상상할 수 없는 일이었다. 매일 아침 거르지 않는 운동이 비결이었을까? 그런데 정맹희씨가 운동을 하면서 손에서 놓지 않고 수시로 마시는 물이 있다. 하루에 한번 빼놓지 않고 끓인다는 물. 이 물의 정체는 무엇일까?

"이 물이 날 살렸어요. 이 물 마시고 나았어요. 산삼보다 더 좋아요. 위암 수술한 사람은 물을 자주 먹어요. 시도 때도 없이 먹어요. 자다가도 먹고, 이걸 물이라 생각 안하고 약이라고 생각하고 먹고 싶을 때 먹어요."

꽃송이 버섯은 지리산, 한라산과 같은 깊은 산 속 침엽수의 그루터기에 사는 희귀버섯으로 자연산으로 발견하는 것은 산삼만큼 어렵다는데 그녀는 지인을 통해 꽃송이 버섯을 얻어서 먹기 시작했다.

"이 꽃송이 버섯은 꽃을 먹는 기분이에요. 따서 먹어도 얼마나 좋아 향도 좋고 꽃을 따서 먹는 기분이에요."

천연무공해로 자라기 때문에 먹기만 해도 약이 된다. 남들에겐 평범한 버섯일지 몰라도 정씨에겐 소중한 보물이다.

부부의 정으로, 사랑으로 견딘 위암

"기침을 하면 속에서 가래도 아닌 이상한 액이 넘어오고 밥맛도 없고 잠도 안 오고, 위 내시경 했는데 위암이라고 해서 서울 가서 수술했지. 친정 엄마가 위암으로 돌아가셨거든. 하필 왜 나한테 이런걸 물려주냐고 엉엉 울었어. 무슨 소용 있어."

남들처럼 평범했던 결혼생활. 아이들을 출가시키고 남편과의 오붓한 노년만이 남은 줄 알았다. 하지만 정씨에게 닥친 위암 수술과 1년의 항암 치료. 정씨는 약 먹을 동안 힘들어서 방 안에서 기어 다닐 정도였다. 그때 생각하면 한숨도 나오고 뭐라고 표현할 수가 없다고 남편은 말한다.

"남편이 나 죽으면 같이 죽겠다고 영정사진도 새로 찍어놓고 그런 생각을 했어요."

죽고 싶을 만큼 고통스러운 시기를 버텨낼 수 있었던 건 옆에서 힘이 되어 주던 남편 덕분이다. 정맹희씨는 그런 남편을 위해서라도 암을 극복하고 싶었다. 위암의 경우 재발할 경우 회복이 어렵고, 정씨와 같은 경우 재발률이 30~60%라고 한다. 재발을 염려하던 중, 지인의 소개로 우연히 꽃송이버섯을 만나게 된 정맹희씨. 모든 것이 자신과 맞아 계속 먹게 되었다는 꽃송이 버섯을 먹은 지 벌써 3년이 되었다. 정씨는 이제는 6개월에 한번 정기검진 외에는 병원에 갈 일이 없다.

"위암에 대한 약을 아무것도 안 먹어요. 병원만 가지 처방약 안 먹고 집에서 오직 이거만 먹는데 이상 없다니까 좋고"

꽃송이버섯 전도사가 다 된 정씨에게 꽃송이버섯 한 송이면 다른 반찬은 필요 없다. 아내의 건강을 되찾아준 꽃송이버섯을 남편도 같이 즐겨먹게 되었다.

"지금이 좋아요. 나도 모르게 노인정 가서 그런 적 있어요. 부부간에 산 사람이 적은데, 우리 집사람이 살아있는데 그리 좋게 보일 수가 없어요. 부끄러움 무릅쓰고 얼굴을 만진 적이 있어요. 살아줘서 고맙다 하고."

* 꽃송이버섯 이렇게 먹어요
- **꽃송이물** 꽃송이 버섯을 말린다. → 말린 꽃송이 버섯을 물에 끓인다.
- **꽃송이반찬** 끓인 물은 먹고 건더기는 찢어서 양념을 뿌려 반찬으로 만든다.

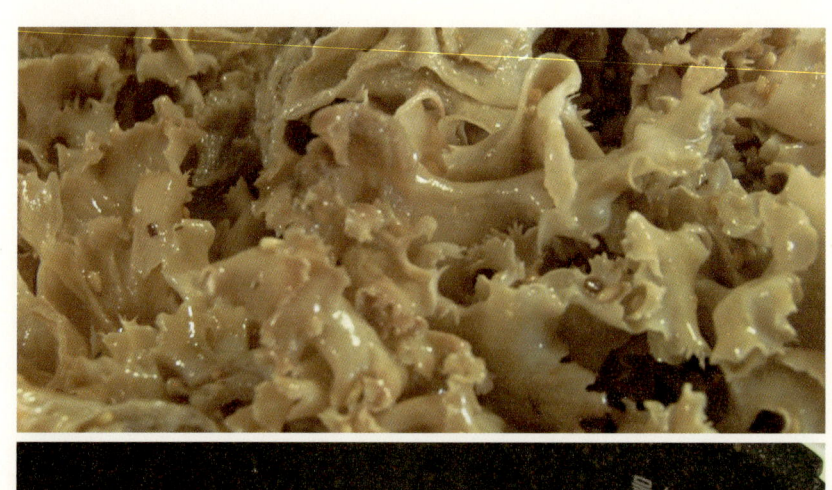

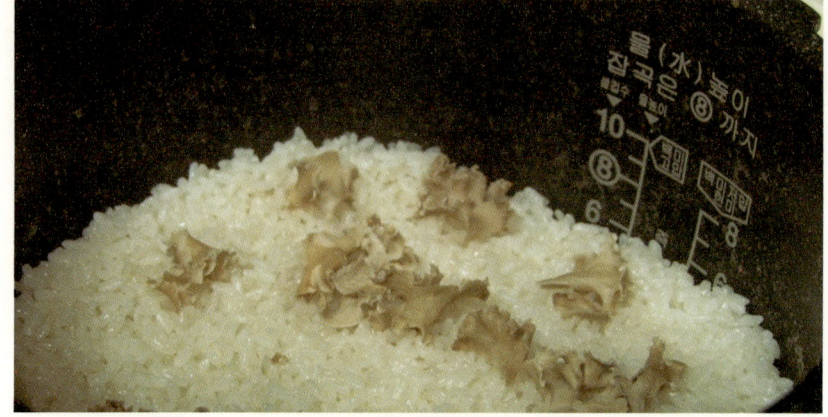

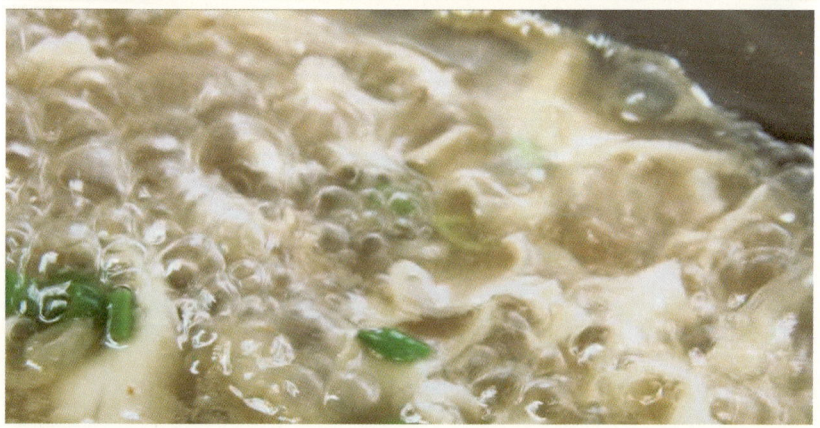

| 꽃송이반찬, 꽃송이밥, 생버섯 된장찌개 (상단부터)

- **꽃송이밥** 버섯 물로 밥을 짓는다.
- **생버섯 된장찌개** 찌개에 넣어 끓인다.

정씨는 꽃송이버섯을 생으로도 먹지만, 주로 말려서 먹는다고 한다. 버섯은 햇볕에 말리면 비타민D 함량이 높아져 뼈를 튼튼하게 하고 암예방에 좋다.

"상황버섯도 먹고 다 먹어봤어요. 암에 좋다고 해서 여러 사람들이 버섯 종류 갖다줘요. 이게 젤 나아요. 꽃송이 버섯 이것이."

말린 꽃송이버섯은 주로 물에 끓여서 먹는데 수시로 먹기 좋고 외출을 할 때에도 휴대가 편해 더욱 많은 양을 먹을 수 있기 때문이다. 꽃송이 버섯에는 고혈압에 좋은 칼륨성분이 상황버섯의 4배 가까이 들어 있다. 송이버섯과 비슷한 향이 나는 꽃송이 버섯 물은 달달한 맛이 있어 먹기에도 편하다.

끓이고 난 버섯에도 영양이 남아 있어 버리지 않고 반찬으로 활용한다. 위에 자극이 되지 않도록 소금 간 대신 참기름을 사용해 무치면 오독오독한 식감이 잃어버린 입맛까지 되찾아 준다. 또 버섯 달인 물로 밥을 짓고 남은 버섯을 올려 주면 보기도 좋고 은은한 향이 나는 꽃송이 밥이 된다. 좀 더 부드러운 식감의 생 꽃송이버섯은 주로 찌개에 넣어 활용한다.

꽃송이버섯의 베타클루칸 성분 같은 경우에는, 우리 인체에 면역력을 높여주기 때문에 잔병치레를 막아주고 피로를 풀어주는 효과에도 뛰어날 뿐만 아니라 항균작용에 아주 뛰어납니다. 알러지 질환과 기관지 천식에도 도움이 되고 혈압을 조절하는 칼륨이 4배나 더 들어있기에 고혈압을 조절하는 데에도 도움이 됩니다.

이광연 'ㅇ'한의원 원장

꽃보다 꽃송이버섯

절망 끝에서 새 삶을 선물한 꽃송이버섯. 꽃송이버섯은 그녀의 삶을 180도 바꾸어 놓았다.

"가장 큰 변화가 밥 잘 먹고 걸음 걷고 운동할 수 있고, 잠도 잘 오고 먹어보니까 꽃송이버섯이 좋거든. 내 몸에 맞아. 밥 먹고 활동하는데 다 맞아. 그래서 계속 먹게 됐지."

정씨의 믿음대로 꽃송이버섯이 암을 낫게 한 것일까. 전국의 산지를 돌며 자생버섯을 연구하고 있는 버섯박사, 오득실박사를 만나 의견을 물어보았다.

꽃송이 버섯에는 면역 증강 작용을 하는 베타글루칸 함량이 천연물 중 가장 많이 들어있다고 알려져 있습니다. 꽃송이버섯 추출물이 기존 치료제인 파클리탁셀과의 비교실험에서 폐암세포 실험에서는 5배 효과, 간암에서는 2배 효과, 위암 세포에서는 거의 동일한 수준의 암세포를 살해하는 효과를 측정하였습니다.

오득실 전라남도 산림자원 연구소 박사

일본에서는 꽃송이버섯이 암세포를 잡는 신비의 버섯으로 불리고 있으며 국내에서도 그 약용적 가치를 인정받고 있다.

"암도 조절하고 음식 조절하고 운동하고 모든 걸 다 내려놓고 살면 나을 수 있구나 그렇게 생각해요."

벌화분

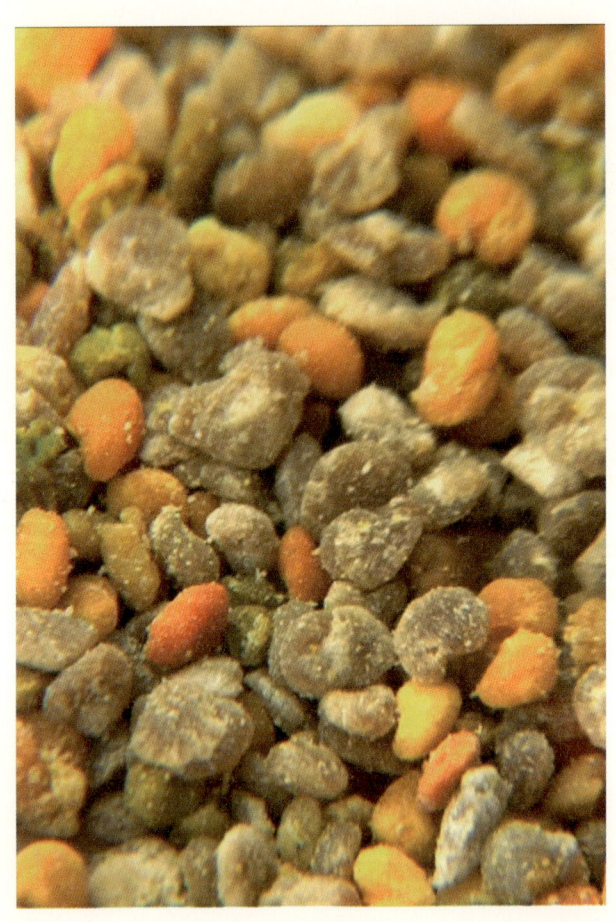

벌아 내 건강을 부탁해

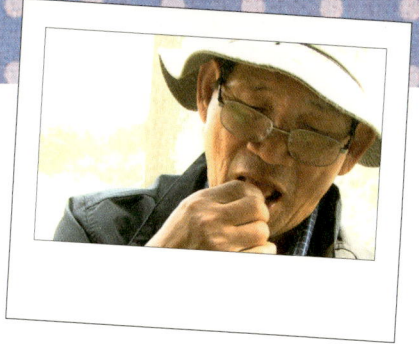

벌이 지구상에 출현한 것은 약 3억년 전. 벌은 지금까지 인류와 공생하며 자연생태에 중요한 역할을 해오고 있다. 그런데 여기, 이 벌이 만들어낸 생산물로 건강을 지키고 있다는 일흔 한 살의 이장용씨가 있다.

"99년도 위암 3기말 판정을 받아서 수술을 했습니다. 수술을 하고 직장 그만두고 산으로 들어와서 벌을 치면서 벌과 친해져서 오늘까지 건강하게 지냅니다."

14년 전, 급작스러운 위암 말기 판정을 받고 요양차 산으로 들러 온 그는 그때부터 지금까지 양봉을 하며 이곳에서 생활하고 있다. 이장용씨는 매일 아침 벌들의 건강상태를 확인하면서 벌에서 뭔가 빼내어 먹는다.

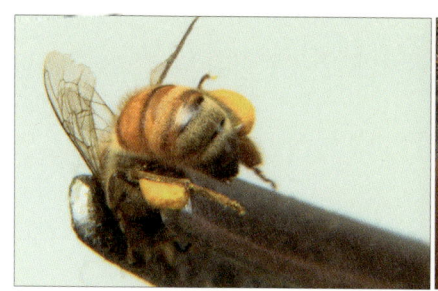
| 벌의 뒷다리에 있는 벌화분

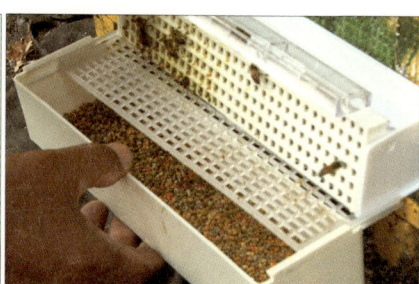
| 벌집에서 꺼낸 벌화분

벌침을 뽑는 것일까? 이씨는 벌집 앞에 떨어진 무언가를 먹으며 이것이 바로 자신을 고쳐준 약이라고 한다.

"벌이 여러 꽃에서 모아 온, 이 꽃 저 꽃 모아 온 꽃가루랍니다."

벌통을 드나드는 벌들의 움직임을 자세히 들여다 본 결과, 작은 입구를 통과하면서 형형색색의 동그란 물체를 떨어뜨리는데, 바로 이것이 벌이 모아온 꽃가루, 즉 벌화분이다.

"꽃가루가 까만 것도 있고 흰 것도 있고 노란 것도 있고 여러 꽃에서 가져오기 때문에 색깔이 다 다릅니다. 사람은 절대 이렇게 할 수 없습니다."

벌화분은 꽃의 수술에서 나오는 생식세포로 일벌의 뒷다리에 움푹 파여진 꽃가루 바구니를 통해 옮겨진다. 이렇게 모아진 꽃가루는 벌의 어금니에서 분비된 파로틴 성분과 타액이 섞여 단백질과 비타민 등 각종 영양소를 함유하게 되고 유충의 성장과 발육에 유용하게 사용된다.

"로얄젤리 만드는 재료가 이 화분입니다. 유충은 이걸 먹고 크죠."

위암 수술 한달 후, 항암치료 거부?

수술을 해도 생존확률이 30%밖에 안될 만큼 위중했던 그의 건강 상태.

"우리 아들이 의사입니다. 아버지, 어디 아픈 데가 없냐고 묻더라고요. 나는 아픈데가 전혀 없다 그랬더니 그래도 이상합니다. 병원진찰 한번 받아보십시오 그래. 예약을 해 놓았더라고요. 그래 가서 보니까 암이라고 하더라고요. 갑자기 암. 눈물 나대요. 내 인생이 여기서 끝이 구나. 어머니가 그 당시 살아계실 때 어머니보다 먼저 가면 안 되는데, 죽음에 순서가 없구나."

실낱 같은 희망을 안고 항암치료를 시작한 이장용씨는 항암의 부작용이 생각보다 견디기 어려웠다. 위를 2/3 잘라내고 퇴원해서 통원치료를 하는 동안 견딜 수가 없었다고 고백한다. 머리카락이 빠지고 힘도 없고, 속이 매스꺼워 한 달 후 스스로 치료를 중단했다. 고통스러운 항암치료를 중단하고, 이씨가 택한 것은 벌이었다. 오로지 벌을 연구하기 위해 산으로 들어가게 됐고 양봉까지 하게 되었다.

"공부하면서 문헌 찾아보고 동호인들과 토론해 보니까 화분이 어떤 것보다 좋다. 영양가 많고 그 전부터도 뭔가 화분이 안 좋겠나 싶어서 내가 양봉하고부터 오늘까지 내가 먹고 있습니다."

화분
복용법

이장용씨는 화분으로 어떻게 위암을 극복했을까? 그에게는 그만의 노하우가 있었다.

"응달에서 말려봤고 건조기에서도 말려봤는데, 다 생화분 보다는 효력이 떨어지는 것 같아서 나 같은 경우는 생화분을 즐겨 먹습니다."

어떤 가공도 거치지 않은 생화분 한 숟가락에 물 한잔이면 약보다 좋은 효과를 얻을 수 있다고 한다. 또 이씨는 식초를 희석한 물에 생화분 한 스푼을 넣어 음료처럼 마시기도 한다. 화분의 달착지근한 맛이 식초의 시큼한 맛을 잡아줘 마실 때 불편함은 없다.

"내가 위를 절제했기 때문에 가끔 소화 안될 때가 있습니다. 그럴 때는 이렇게 먹으니까 소화가 참 잘되더라고요."

정말 생화분 덕분이었을까. 의사조차 장담할 수 없었던 이씨의 상태는 몰라보게 좋아졌고, 5년 전 완치 판정까지 받았다.

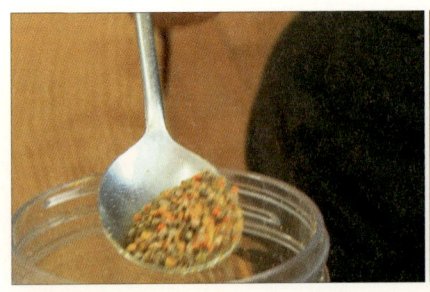
| 생화분을 떠서 먹는 모습

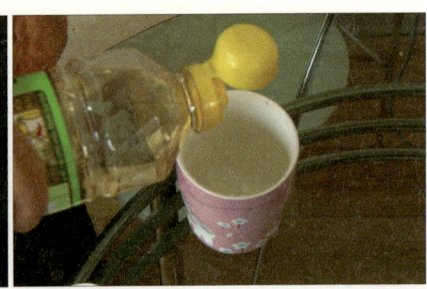
| 컵에 식초를 따른다

"하루 한 숟가락씩 아침, 저녁으로 먹고 아마 5년 후쯤 되니까 암 완쾌 판정 났고 그걸로 우리가 위암 나은 것이 아닌가 싶습니다."

14년 전, 위암 말기 진단을 받을 때만 해도 상상 할 수 없었던 일이 일어난 것이다. 이씨의 믿음대로 정말 화분이 암의 재발을 막은 것일까?

과학적 근거에 대하여
단언컨대, 좋긴 좋습니다

화분 추출물이 면역증강 효과와 항염증 효과가 있다는 사실로서, 실질적으로 체내에서 항암효과가 있다고 이야기를 할 수는 있습니다. 하지만, 현재 결과만 가지고 그것을 확정 짓기는 좀 무리가 따른다고 판단되어 집니다. 이에 대한 자세한 효과 및 기능에 대한 연구가 선행되어야 가능할 것이다 라는 생각이 듭니다.

윤택준 유한대학교 식품영양학과 교수

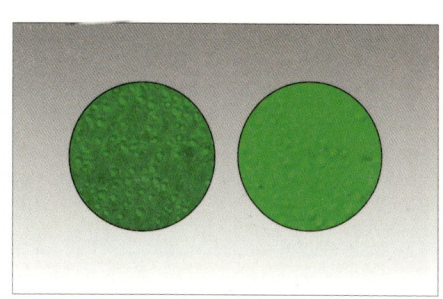

| 벌 화분의 면역 효과 실험 비교

화분 추출물로 암을 유발할 수 있는 염증 억제 실험과 면역 세포 증가 실험을 해 보았다. 실험 결과, 화분 추출물을 떨어뜨린 쥐세포의 일부 면역세포가 늘어난 걸 알 수 있었으며, 또한, 염증을 유

발시키는 염증 매개 물질들도 적게는 10~20%정도 감소시켰다.

화분이 가져다 준 가족건강, 그리고 희망

이장용씨뿐 아니라 부인 역시 화분을 꾸준히 복용한 결과 몸의 변화를 경험했다고 한다. 화분을 먹은 후, 기미와 검버섯이 눈에 띄게 줄고, 얼굴의 주름도 희미해졌다는 이씨의 아내는 화분 전도사가 되었다. 꿀벌이 선물한 귀한 보물, 화분! 이장용씨에게 가족과 더 큰 행복을 만들며 살 수 있는 에너지원이 되고 있었다.

"함께 할 수 있다는 것, 마지막이라고 심었던 사과나무를 함께 딸 수 있다는 것. 그게 행복인데 그 행복을 가져다 준 게 어떻게 보면 벌과 함께 했다는 사실들이 새로운 희망을 찾은 거죠. 행복하죠. 고맙죠."

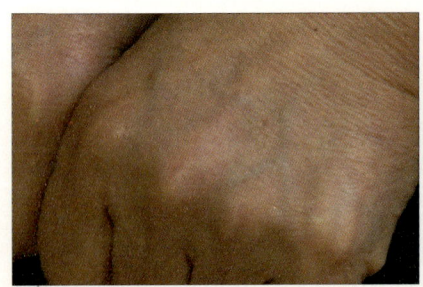
| 사례자 부인의 손등

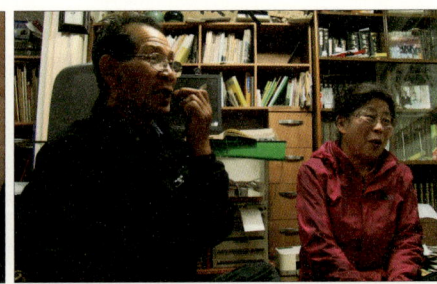
| 행복을 되찾은 부부

궁금해요!

📖 화분, 어디에 좋을까?

미용, 장수식품으로 알려져 있는 화분에는 몸의 기본적인 생리기능을 강화하여 자연치유력을 길러준다. 또한 빈혈예방이나 치료에 도움이 된다. 호흡기 질환이나 소화 및 흡수, 신장과 방광질환 개선에도 효과가 있다고 알려져 있다.

핑 크 리 본 캠 페 인 . . .

유방암 하면 핑크리본 캠페인이 떠오른다. 덕분에 세계 여성암 중에 23%를 차지하는 유방암에 대한 인지도는 매년 확산되고 있다. 유방암의 예방과 치료에 대한 인식을 높이는 분명 의미 있는 캠페인이다. 하지만, 이는 대부분 조기 유방암에 초점이 맞춰져 있어 말기 유방암이나 재발 환자의 경우는 간과되기 쉽다.

. . . 유 방 암 은   착 한   암 ?

유방암은 '착한'암 이라고 불리기도 한다. 그 이유는 진행 속도가 느리고 생존 기간이 길기에, 초기에 발견하고 치료하면 생존율이 95%이상이기 때문이다. 하지만 수술을 하게 되면, 겉으로 결과가 드러나 보이는 유방 절제술로 인해 여성들이 우울증에 빠지기도 하고 암을 치료하는 과정에서 탈모, 구토, 시력저하 등 갑작스러운 변화로 속앓이를 하게 되는 가슴 아픈 암이다. 게다가 치료에 실패하면, 육체적 심리적으로 위축되고 움츠려 들기에 대인관계에까지 영향을 주게 된다. 또한, 암을 극복했다 하더라도 암세포의 전이와 재발 때문에 암세포가 천천히 성장하는 특징을 가진 유방암은 10년이 지나도 안심할 수 없다. 치료 성적이 좋다는 것은 그만큼 유방암환자로 살아가는 기간이 길다는 뜻이기도 하다. 당뇨나 고혈압처럼 암 재발 여부를 평생 점검해야 하는 만성질환이 아닐 수 없다. 음식을 통해 유방암 수술 후 후유증을 극복하고 재발의 위험에서 벗어난 사례자들이 있어 만나보고자 한다.

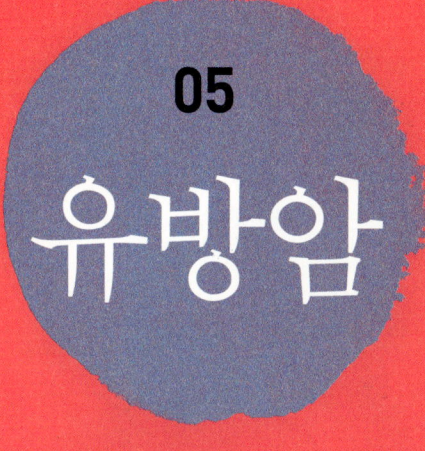

05 유방암

사찰음식

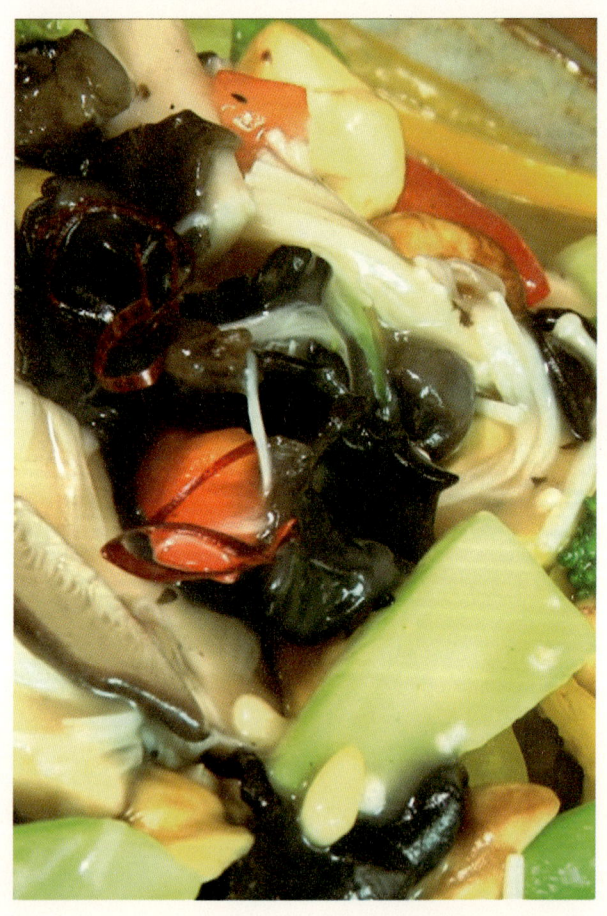

무병장수의 비밀을 간직한 '자연 보약'

경기도 양평의 깊은 산 속, 한옥에는 도시 생활을 뒤로 하고 10년 전에 산으로 들어왔다는 황미선씨 가족이 살고 있다. 산 속 생활을 시작하면서 가족들이 매일 빼놓지 않고 먹는 음식이 있다. 바로 표고버섯으로 만든 차다. 표고버섯은 감기를 예방하고 항암효과가 탁월하다고 알려져 있다.

"천연발효 식초에요. 봄에 나오는 찔레꽃, 작약꽃."

황미선씨는 표고버섯 차 이외에도 산에서 나는 여러 가지 야생화와 각종 과일로 천연식초를 만들어 먹고 있다. 서른 가지 이상의 천연발효 식초는 황미선씨에게 특별한 의미가 있다.

느닷없이 찾아온 유방암

황미선씨는 사찰음식에 관한 책자들을 많이 가지고 있었는데, 그 이유는 마흔 살에 찾아온 유방암 때문이었다.

"샤워를 하는 중에 겨드랑이 밑에서 메추리알 만한 게 딱 잡히더라고요. 딱딱한 물체가. 그래서 병원에 갔더니 악성이래요. 그래서 림프절까지 전이가 된 것 같다고 빨리 수술이 불가피하다고 하더라고요."

유방암 3기 수술 후, 암 재발을 막기 위해 황씨가 선택한 방법이 바로 사찰음식이다. 사찰음식을 제대로 알기 위해 사찰음식의 대가인 스님을 직접 찾아가 비법을 익혔다. 사찰음식의 가장 큰 특징은 양념과 향이 강하지 않아 재료 본연의 맛과 향을 제대로 느낄 수 있다는 데 있다.

파 NO! 마늘 NO!
자연 그대로의 밥상 차리기

"자연식 같은 경우는 자연에서 나오는 그대로인 것들. 예를 들어 생식을 한다든지 아니면 자연에서 얻어지는 것 외에는 응용을 못하는

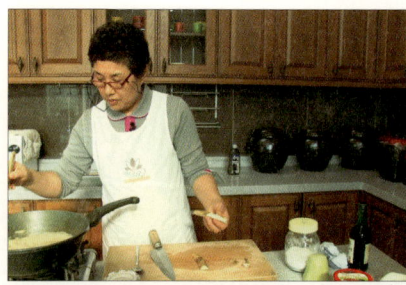

| 요리하는 사례자

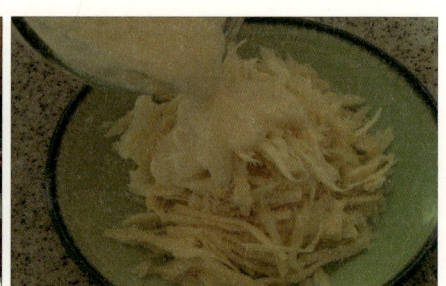

| 더덕 샐러드

거죠. 자연식들은 그런 것에 제가 한계를 느꼈어요. 그런데 사찰음식은 잎, 줄기, 뿌리, 꽃, 이런 것들을 다양하게 이용해서 최대한 영양분을 파괴시키지 않고 만들어 내는 게 신기했어요. 나물을 무치든 찌개를 끓이든 국을 끓이든 우리는 파, 마늘 빠지면 큰일 나는 줄 알죠. 저도 그거 빼는데 오랜 시간이 걸렸어요. 빼고 나면 얼마나 담백하고 어디에서도 느껴보지 못하는 신선한 맛들을 느낄 수 있어요."

황미선씨는 저온창고에 봄부터 가을까지 직접 가꾼 자연 식재료들을 모아 보관하고 있다. 그 중에서도 황씨가 가장 아끼는 것이 표고버섯인데, 그 중에서도 봄에 제일 먼저 나와 표고버섯 중 가장 으뜸으로 친다는 화고다. 또 크기가 큰 표고버섯은 음식을 만들 때 육수로 쓴다. 이것은 인공 조미료 없이도 음식의 맛을 살려준다.

그렇다면 실제 사찰에서 버섯은 어떤 용도로 쓰일까? 선재스님은, 황미선씨처럼 조미료나 양념을 표고버섯으로 많이 쓴다고 말한다.

버섯이 음식을 만들 때 자연의 맛을 내줄 수 있는 조미료, 양념 역할을

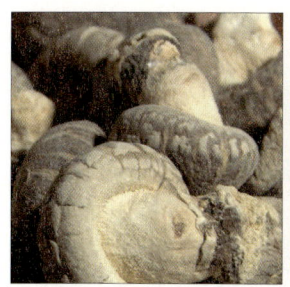 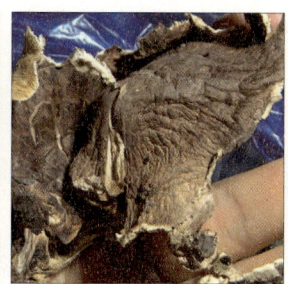 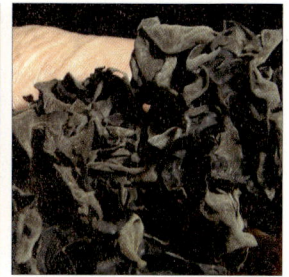

| 표고 중에 화고, 목이 버섯, 석이 버섯 (좌부터)

해줘요. 그래서 표고버섯을 빻아서 찌개나 국을 끓일 때 넣기도 하죠. 그래서 표고버섯을 일상적으로 가장 많이, 매일 드신다고 볼 수 있습니다.

선재스님, 사찰음식 전문가

유방암 극복 프로젝트 - 버섯영양탕

* 사찰보양식 버섯영양탕 만들기
- 각종 버섯과 채소들을 먹기 좋은 크기로 썰어 낸다.
- 재료를 냄비에 넣고 볶는다. 이때 기름 대신 육수를 쓴다.

표고와 석이, 송이 등 각종 버섯과 파프리카를 채 썬 뒤 달군 냄비에 살짝 볶아서 만드는 버섯 영양탕. 특히 황미선씨만의 비법 기름이 아닌 육수, 채소로 우려낸 '채수'로 볶는 것이다. 기름을 적게 쓰고 담백한 맛을 내기 위해 미선씨가 사용한다는 표고버섯 다시마 육수이다. 식재료 본연의 맛을 살리고 조리법을 단순화시킨 맛이야 말로 황미선씨의 건강을 지

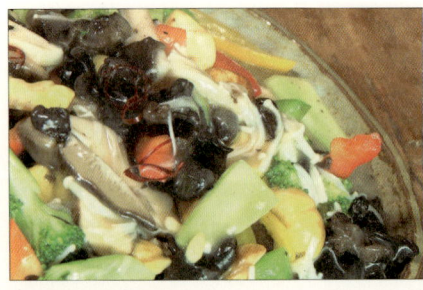
| 완성된 버섯영양탕

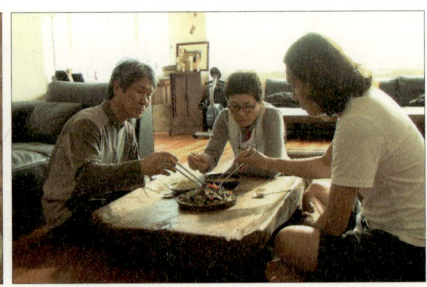
| 식사중인 가족

켜주는 사찰음식의 가장 큰 특징이다.

* 육수 만드는 법
- 생수에 하루 전에 표고버섯과 다시마를 담근다.
- 하루가 지나면 진하게 육수가 우러나온다.
- 야채를 볶을 때, 요리를 할 때, 기름 대신 이 육수를 사용한다.

이렇게 황미선씨가 만든 버섯 영양탕의 재료는 버섯과 채소뿐이지만 암환자는 물론이고 고혈압 환자들의 혈관 개선에도 좋은 음식이다. 강한 양념을 쓰지 않아 다소 밋밋할 것 같지만, 알고 보면 다섯 가지 맛과 색이 모두 들어 있는 것이 사찰음식의 매력이다.

"내 몸 안에 자연의 음식이 들어왔을 때에는, 모든 게 치료되고 예방이 되지만, 그 외에는 내가 만들지 않은 음식 외에는 믿을 수가 없다는 거죠. 그런데 거기에 가장 가까운 것이 바로 사찰음식이에요."

오리푸딩

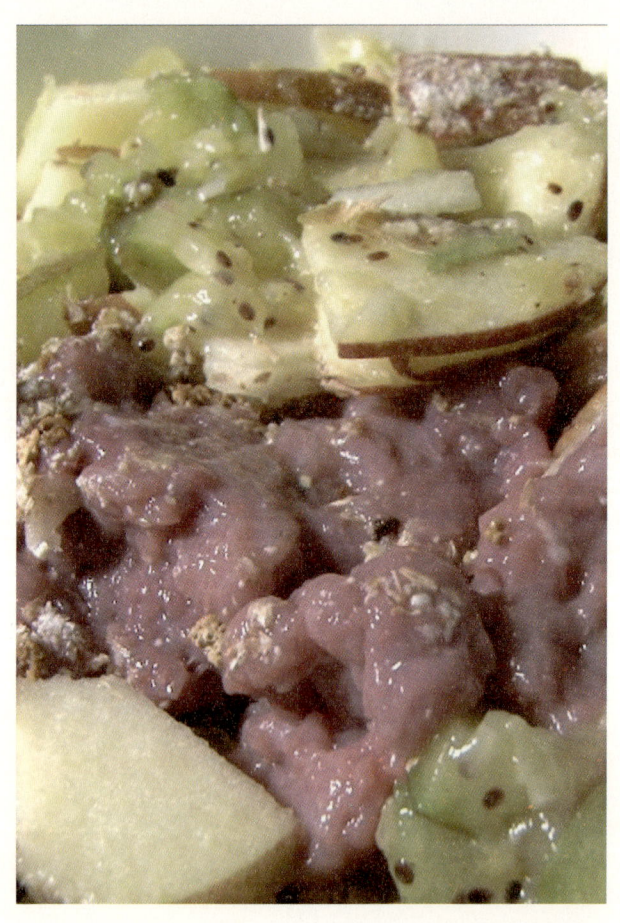

몸에 좋아 또 '오리', 맛이 좋아 또 '오리'

경기도 남양주에서 배드민턴을 즐기며 건강을 지키고 있는 서 연씨는 두 시간의 운동을 거뜬하게 해 내는 체력을 자랑한다. 서 연씨는 보약을 챙기듯 푸딩을 먹고 있는데, 이 푸딩이 서 연씨의 특별한 보약이다.

"많이 아픈 정도가 아니라 (신랑이) 서약서를 썼어요. 죽는다고요. 그만큼 위중한 환자였어요. 그런데 지금은 오히려 아프기 전보다 건강해요. 조금 허약한 아이들이나 노인 분들 중 기력이 없는 분들한테도 적극 권해주고 싶은 음식이 바로 이 음식이에요."

서 연씨가 겪었다는 죽음의 고비. 죽음의 문턱까지 갔던 서 연씨에게 새 삶을 준 묘약은 무엇일까? 정답은 오리농장에서 찾을 수 있다. 오리는 태어난 지 50일이 지나면, 식용으로 유통되는데 이쯤 자란 오리가 가장 육질이 좋고 영양이 높아 사람들이 선호한다.

"45일된 오리에요. 깃털도 반지르르하고 뼈대가 크잖아요. 그리고 살도 적당히 통통하게 올랐네요. 저희는 육질을 좀 먹어야 하니까 이런 것들을 제가 선별하고 있죠. 튼튼한 오리를 먹어보니 저의 면역도 점점 올라갔고 아팠을 때 건강을 되찾는데 굉장히 큰 도움이 되었어요."

쉽게 접할 수 있는 오리지만 서 연씨에게는 이 오리가 특별한 보약이다.

24개월 늦둥이를 둔 엄마의 '가슴' 아픈 과거

서 연씨는 자신의 가슴에 착용하는 보형물을 꺼내며 유방암을 앓았던 시기에 대해 조심스럽게 이야기 한다.

"여자들이 유방암 판정을 받으면 먼저 수치스럽다는 생각을 하잖아요. 저 같은 경우는 수치스러운 마음을 떠나서 늦둥이가 24개월이라는 것 때문에 내가 잘못되면 누가 키워줄 수 있을까 그런 걱정과 두려움이 있었어요. 제가 마흔 일곱살 때 일이었어요."

늦둥이 출산 후, 원인 모를 어깨 결림과 통증으로 고통을 호소하던 서 연씨는 유방암이라는 판정을 받고 한 쪽 가슴을 절제했다. 당시 서 연씨의 통증이, 그저 노산으로 인산 후유증인 줄 알고 있던 가족들에게 큰 충격이었다.

"아들이 군대에서 휴가 나와서 병원 바닥에 침대 밑에 앉아서 막 두 다리를 버둥거리면서 울더라고요. 왜 우리 엄마한테 이런 시련이 오는 거냐고."

절망에 빠진 가족들과 이제 막 걸음을 뗀 늦둥이가 눈에 밟혔던 서 연씨는 이제 갓 두 돌을 넘긴 막내를 위해 항암식단과 운동에 전념하였다. 수술 후에는 암환자들이 채식을 해야 한다는 고정관념 때문에 서 연씨도 고기를 먹지 않았다. 고기를 먹으면 암이 재발하여 죽는다는 고정관념이 있었기 때문이다. 하지만 몸이 가벼운 대신 기운이 없어 오리고기를 찾게 되었다. 문제는 어떻게 먹느냐 하는 것이었는데, 암이 재발할까 걱정한 서 연씨는 자신만의 오리 요리를 개발하게 되었다.

* 오리푸딩 만들기

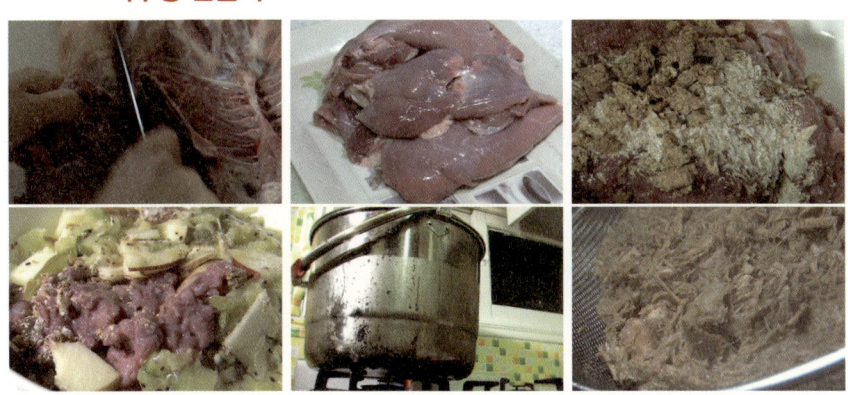

- 오리를 손질한다. 오리 고기의 기름기와 힘줄, 뼈를 제거한 뒤, 살코기만을 발라 사용한다.
- 엿기름 한 수저. 누룩 한 수저를 넣는다.

- 키위, 사과를 각각 한 개씩 다져 넣고 큰 솥에 물을 가득 넣고 강한 불로 끓인다.
- 24시간 동안 끓인다. 단, 물이 졸아들면, 다시 부어주고, 한 시간이 지나면 약불로 줄이고 은근히 끓인다.
- 체에 걸러 고기와 육수를 분리한다. 건더기는 버리고 육수는 다시 반나절 동안 더 끓인다.

바로 오리로 푸딩을 만드는 것. 서 연씨는 요리에 앞서 오리를 손질하는 것이 가장 중요한데, 오리 고기의 기름기와 힘줄, 뼈를 제거한 뒤, 살코기만을 발라 사용해야 한다고 말한다. 천연발효제인 누룩과 엿기름은 오리푸딩에 꼭 필요한 재료다.

"오리 푸딩을 만들기 위해서 이 안에 집어 넣는 누룩이 소화효소를 분비해 오리고기가 소화가 잘 되고 흡수가 잘 되게 해주는 효과가 있습니다."

그런 다음 키위와 사과를 각각 한 개씩 다져 넣어야 하는데 과일이 들어가면 느끼한 맛이 줄어든다고 한다. 재료준비가 끝나면, 큰 솥에 24시간 동안 끓인다. 이때, 한 시간이 지나면 약한 불로 줄이고 물을 보충해주면서 끓이는 것이 중요하다. 만 하루동안 푹 끓인 오리는 살코기가 실처럼 가늘게 퍼져 있으면 제대로 고아졌다고 할 수 있다. 체에 걸러 고기와 육수를 분리하면 된다.

오리푸딩

"고기는 버려요. 우러날 때까지 다 우러났기 때문에 건더기는 버려요."

건더기를 걸러낸 육수는 아무것도 첨가하지 않은 상태로 다시 반나절 동안 끓인다. 서 연씨는 이렇게 완성된 육수를 식혀서 하루에 모두 먹었다. 7년째 먹어온 오리 푸딩. 서 연씨의 건강에 얼마나 도움이 되었을까?

오리에 들어있는 불포화 지방산, 특히 레시틴 성분이 암 세포를 자라지 못하게 해준다는 연구 결과도 있는데, 대체로 암 환자들은 소화력이 나쁘기 때문에 포화지방산이 많은 육류를 소화 흡수를 잘 못합니다. 그런데 오리고기에는 포화 지방산보다 불포화 지방산이 많기 때문에 아마 암환자가 먹기 좋지 않았나 생각합니다.

김영성 신흥대학교 식품영양학과 교수

숱한 실패를 겪으며 암환자였던 자신에게 딱 맞는 오리 건강식을 개발한 서 연씨는 건강을 되찾아준 오리가 둘도 없는 구세주라고 생각한다.

"매일 하루에 한 마리씩 천 마리가 넘는 오리를 먹었을 거에요. 지금도 먹고 있으니까요. 한 15일 정도 되니까 기력이 좋아지더라고요. 힘이 생기고 피곤한 것도 모르고. 오리는 저한테 구세주나 마찬가지죠. 가족들의 행복도 같이 가져다 준거죠."

미강

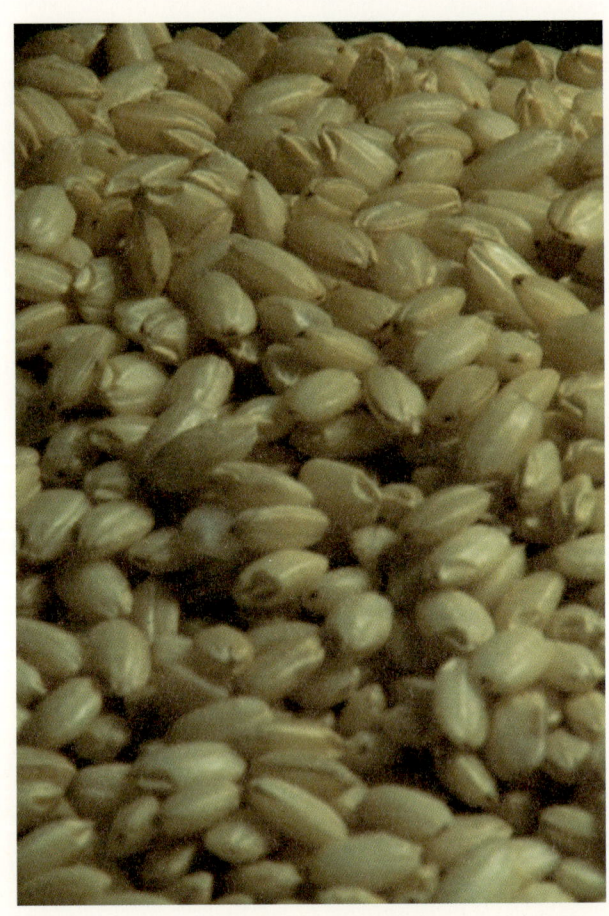

나의 건강 지킴이, 현미김치

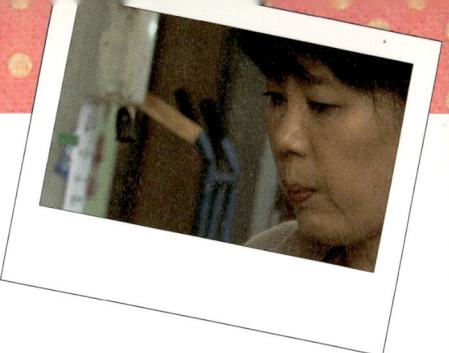

유산균의 보고인 전통식품, 김치로 건강을 지켰다는 하수연씨의 김치 건강비법은 쌀눈인 미강에 있다.

"제 건강 비법은 배추김치가 아닌, 현미김치에요. 미강을 발효시켜서 갈았어요."

일반적으로 흔히 알고 있는 김치는 배추나 무를 고춧가루 양념으로 버무린 것을 말하는데, 현미김치는 갈색 가루의 모습을 하고 있다. 미강이란 바로 도정할 때 깎여 나온 쌀눈과 쌀겨를 말하는데, 이 부위에 쌀 영양분의 95%가 있다. 그렇기에 미강을 먹는 것은 현미를 먹는 것과 같다. 하지만, 미강을 발효시켰을 뿐인데, 하수연씨는 왜 이것을 현미김치라고 부르는 것일까?

"비밀은 맛에 있어요. 먹으면 약간 새콤한 맛이 나거든요. 발효식품이라서. 그래서 아마 현미로 만든 발효식품. 현미

| 현미김치

김치라고 그런 것 같아요."

현미의 껍질이 미강인데, 이 미강에 모든 영양소가 다 들어있으니까 거기에 유산균을 첨가해서 배양했습니다. 그래서 현미김치가 된 겁니다. 현미를 발효시켰다 이해하시면 됩니다.

강국희 성균관대학교 생명공학부 명예교수

현미김치는 하루에 세 번, 식후에 먹으면 된다. 물 없이 입에 가루를 넣고 침으로 녹여 먹는 것이 가장 좋다. 하수연씨는 지난 5년간 한번도 거르지 않고 현미김치를 먹어왔다.

재발한 유방암

"덩치가 크고 성격도 밝게 보이려 하다 보니까 다른 사람들은 제가 건강한 줄 아는데요. 제가 유방암 수술을 두 번 했어요. 정말 생각하기 싫은데요. 처음 유방암 수술을 하고 1년 반 만에 재발이 되었어요. 그때는 정말 내 삶이 끝나나 보다. 이런 생각을 했어요. 아직 애들도 어린데, 그리고 된장 하나도 못 끓이는 남편은 어떻게 살아야 하나 생각도 들고 그랬어요."

한 번도 힘든 유방암 수술을 2년에 걸쳐 두 번을 한 하수연씨. 수술만

하면 끝날 거라 생각했지만, 암과의 싸움은 그것이 끝이 아니었다. 항암 6차에 방사선 30회를 치료 받으라는 말을 들었지만, 항암치료를 받는 사람들을 보니, 그 힘든 과정을 겪고 싶지 않았다. 그래서 대체 요법으로 이것저것 많이 찾아 보았는데, 그때 알게 된 것이 바로 현미김치다.

"현미김치를 계속 먹으면서 나도 모르는 사이에 건강해 지는 거 있잖아요. 제가 수족냉증이 있었는데, 손발도 따뜻해지고요. 몸이 굉장히 좋아졌어요. 맨 처음 아프기 전 30대보다 지금 몸이 더 건강해졌어요. 병원에서도 이제 5년이 됐는데 재발이 없잖아요. 그래서 저도 완치라고 생각을 하고요."

미강의 모든 셀룰로오스, 비타민, 미네랄, 생리활성물질 이런 것이 다 거기 들어있단 말이에요 그걸 유산균으로 발효시키니까 거기서 더 세분화 되고 소화흡수가 잘되고 저분자화 돼서 그게 아라비녹실란, 가바, 피틴산이나 생리활성물질 호르몬 이런 것들이 많이 만들어진단 말이에요

강국희 성균관대학교 생명공학부 명예교수

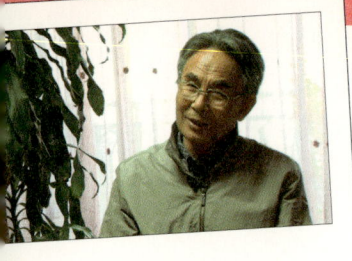

현미김치를 개발한 주인공

이규길씨는 젊은 시절 건강이 좋지 않았다. 연구 끝에 현미김치를 만들게 됐고, 몸이 좋지 않은 사람들을 위해 조금씩 나누어 주게 되었다고 한다.

"현미밥이 맛도 그렇게 좋지 않고 소화도 잘 안되고 그래서 대안이 없겠는가. 꼭 현미밥을 안 먹고도 현미밥 먹는 이상의 효과를 볼 수 있는 방법이 있지 않겠느냐. 미강을 발효해서 먹으면 오히려 현미밥보다 더 좋지 않겠느냐. 그렇게 생각했죠."

* 누구나 따라할 수 있는 손쉬운 현미김치 만들기

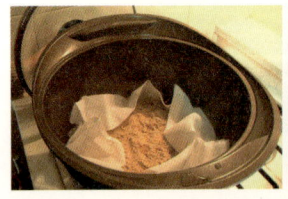 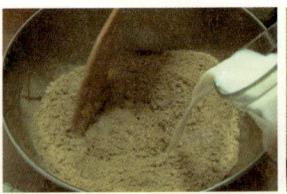 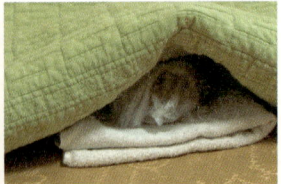

- 미강의 잡균을 없애기 위해 1~2시간 찜통에서 푹 찐다.
- 우유, 요구르트(발효유), 물을 섞은 후, 45℃로 식힌 미강에 붓고 반죽한다.

- 반죽한 덩어리를 전기장판 위에서 약 72시간 발효시킨다.
- 발효된 덩어리를 잘게 부수어 그늘진 곳에서 말려준다.

"우유는 유산균의 먹이고, 발효유는 유산균의 씨앗입니다."

이규길씨는 모든 과정에 발효의 과학이 숨어 있다고 주장한다. 이렇게 반죽한 덩어리는 청국장을 띄우듯 전기장판 위에서 약 72시간 발효시켜 주면 된다. 발효가 다 되면 짙은 색으로 변하는 것을 확인할 수 있다.

"유산균 자체가 발효가 완전히 되면 새콤한 맛이 나잖아요. 이게 젖산이라는 건데, 이것이 살균작용을 합니다."

발효된 덩어리를 잘게 부수어 그늘진 곳에서 말려주면 오랫동안 보관할 수 있는 현미김치가 완성된다. 하수연씨는 현미김치로 건강을 되찾았다고 굳게 믿고 있기에 다양한 요리에 현미김치를 활용하고 있다. 조미료 대신 나물 무침에는 물론, 된장찌개에도 빠뜨리지 않고 넣는다.

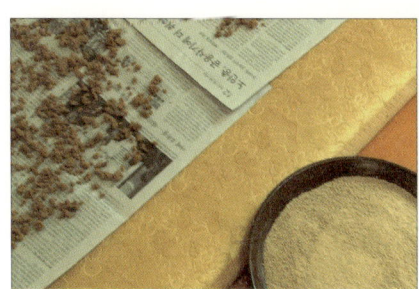
| 발효 전과 발효 후의 비교

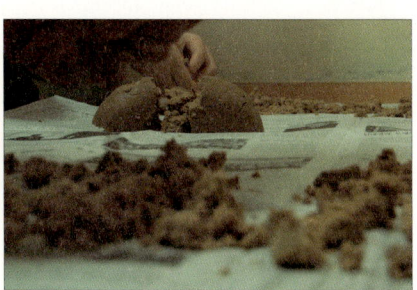
| 발효된 덩어리를 부순다

"안 들어가는 데가 없죠. 다른 사람들은 인공 조미료 넣잖아요. 화학 조미료. 그런데 저는 대신에 현미김치를 다 넣어요. 제 건강도 지키고 가족 건강도 지켜주고 하니까요."

현미김치를 넣으면 감칠맛과 깔끔한 맛을 더해주어 1석2조의 밥상을 차릴 수 있다. 5년 동안 현미김치와 함께 한 덕분인지 다양한 활용법을 개발한 하수연씨는 현미김치로 피부관리까지 하고 있다.

"현미김치를 물에 잘 섞어주기만 하면 돼요. 현미수에요. 생수에 녹여서 이걸로 마사지 하면 피부가 정말 탱글탱글해져요."
현미수를 마스크에 적신 후, 얼굴에 올려주면 되는 간단한 마사지법으로 하수연씨를 피부미인으로 거듭나게 해줬다. 현미김치를 먹는 것은 물

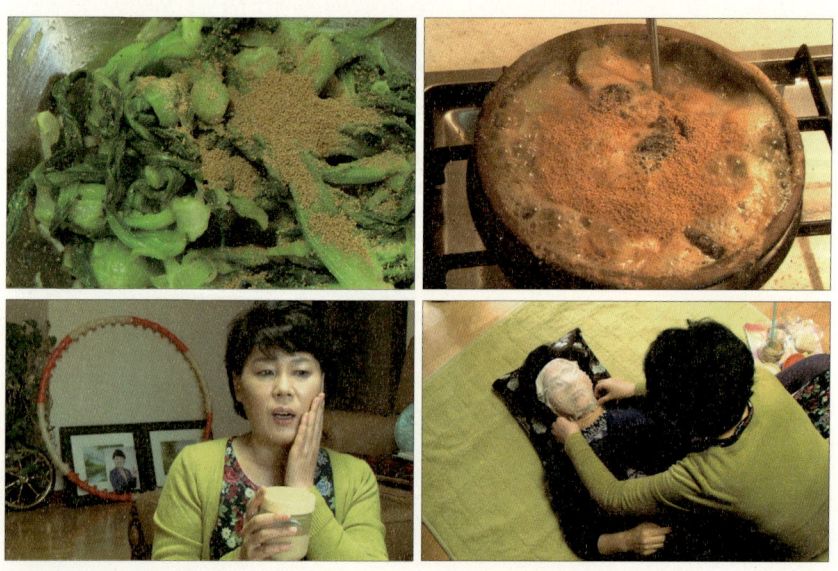

| 현미김치의 다양한 활용 예

론, 피부에까지 듬뿍 발라준 덕분인지 암환자였다는 것이 믿기지 않을 정도로 고운 피부와 건강을 지키고 있다.

"저한테는 현미김치가 제 몸의 건강도 책임지고 미용도 책임져 주는 보물이에요. 보물."

암의 원인이 활성산소라고도 되어 있고 면역저하라고도 되어있으니까 유산균이 면역을 바로잡고 교정을 할 수 있고 또 여러 가지 항산화 물질들이 활성산소를 제거하는 데 도움이 된다면 암 치료에도 어느 정도 보조적인 효과가 있었다고 보지만 100%가 이걸 가지고 다 치료했다고 보기에는 어렵습니다.

서재걸 자연치유 전문의

궁금해요!

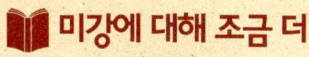
미강에 대해 조금 더!

미강(쌀겨)은 쌀을 도정하는 과정에서 나오는 가루로 도정 과정에 따라 몇 가지로 나눠진다. 미용으로 쓰이는 미강은, 색상이 희며 입자가 곱게 된 것을 말한다. 미강을 꿀이나 달걀 노른자와 섞어 얼굴에 마사지 하거나 미지근한 물에 풀어 세안하기도 한다. 미강을 발효하게 되면, 혈액순환을 개선하여 다이어트에도 효과가 있다. 면역력과 자연치유력을 향상시켜 잔병을 치유하는 데에도 도움을 준다.

상황버섯

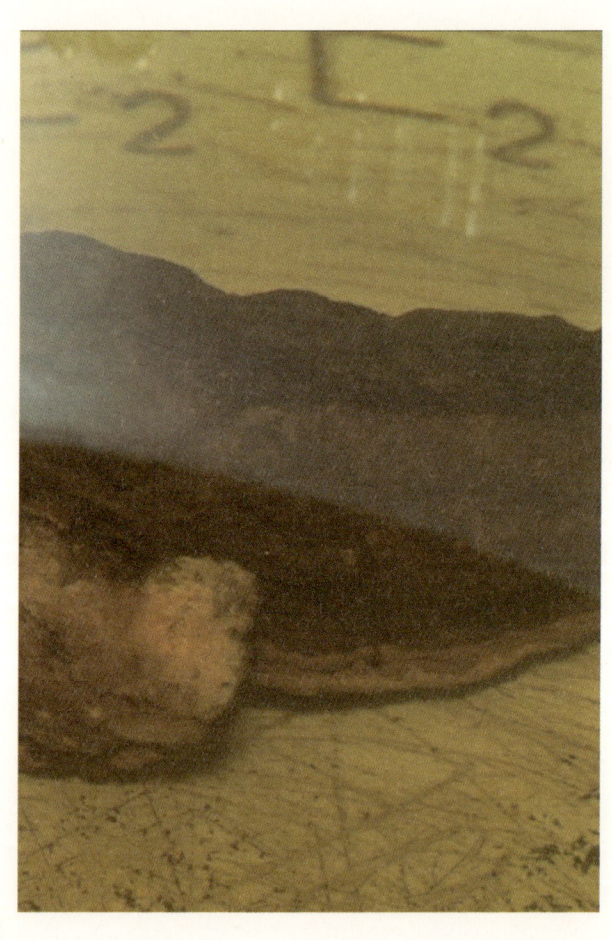

강원도 어느 고개에서 핀 사랑

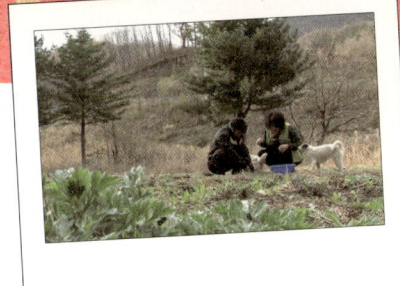

강원도와 경기도의 경계에 위치한 산자락에서 14년째 살고 있다는 엄재훈, 홍순석 부부. 자연의 위대함을 몸소 느끼며 행복을 만들어 가고 있다.

"옛날에는 몸이 아파서 활동 못하고 했을 때는 집안에서만 가만히 있었는데, 이제 건강해 지니까 나와서 쑥도 뜯고 산에도 가고 활동하니까 좋아요."

거동조차 불편했다는 홍순석씨의 건강이 회복된 것은 이 곳에 터를 잡은 후부터다. 홍씨는 남편이 아내의 건강을 위해 손수 만들어 주었다는 자연 김치 냉장고를 가장 아낀다. 땅 속에서 자연 발효시킨 김치에 직접 재배한 콩으로 담근 장까지 이 집에서는 어느 하나 인공적인 것이 없다. 끼니는 남편이 틈틈이 산에서 채취해 온 봄나물 위주로 차려진다. 홍씨는 항상 남편에게 고마움을 느낀다.

"남편이 산에서 곰취나 두릅, 이런 거 따오면 바로 먹을 수 있어서 항상 고맙게 잘 먹고 있어요. 저를 위해 모든 걸 해오고, 항상 감동받을 때가 많아요."

유방암을 이겨낸
버섯 사랑

부부가 이처럼 식생활에 신경을 쓰게 된 건, 2010년 예상치 못한 일을 겪은 후 부터다.

"2008년, 2009년부터 몸이 슬슬 아프더라고요. 그냥 피곤해서 아픈가 보다 했는데, 어느 날은 너무 아파서 울기까지 했어요. 팔이 너무 아팠어요. 울면서 남편보고 주물러 달라고 하고, 주무르면 좀 괜찮고, 머리 아프고. 종합검사 받은 결과 유방암이라고 판정이 나서 수술 받게 되었어요."

물 좋고 공기 좋은 곳에서도 피해갈 수 없었던 암. 수술과 방사선 치료 후, 급격히 떨어진 체력을 회복하기 위해 항암에 좋다는 버섯을 먹기 시작했다.

"덕다리 버섯은 물로 달여 마셨고. 개암버섯도 먹었어요. 능이버섯은 물로 끓여서 초장으로도 먹고, 볶아도 먹었어요. 하지만 제가 따로 약으로 먹는 버섯이 있어요. 다른 버섯도 많이 먹지만, 제가 정말 좋아하는 물. 이 물 마시고 몸이 좋아지고 소화도 잘되고 몸이 가벼워졌어요."

아내를 위해 몸에 좋다는 산야초와 버섯을 늘 찾아 다니는 남편. 그 중에서도 남편이 주력해서 찾는 버섯이 있으니, 바로 아내 홍씨가 효능을 체험했다는 상황버섯이다. 본초강목에서 상목이라 불리는 상황버섯은 주로 여성질환 치료에 쓰였다는 기록이 있다.

"상황버섯을 저희 남편이 많이 따 왔어요. 그 버섯으로 물을 달여 먹었어요. 몸도 가벼워지고 소화도 잘되고 팔 아프고 어깨 아픈 것도 안 아파요."

상황버섯 달인 물을 꾸준히 먹으면서 건강을 되찾았다는 황순석씨. 최근 받은 건강검진에서 암재발이나 전이 소견이 없다는 판정을 받았다.

상황버섯의 무한한 효능, 지금도 연구중

상황버섯이 건강을 지켜준 것일까? 상황버섯이 암세포에 미치는 영향은 현재도 연구 진행 중이다.

상황버섯 추출물을 유방암세포에 처리하였더니 24시간 후에 약 15% 정도 암세포 생장 저해 되는 것을 확인하였습니다. 일련의 실험을 통해 유방암 세포에 상황버섯이 효과가 있다는 것을 어느 정도 확인할 수 있었습니다.

조재한 농촌진흥청 농업연구사

상황버섯의 암 전이 억제율은 96.7%로 버섯 중에 으뜸이다. 상황버섯의 항암효과는 전립선암이 발생한 쥐에서도 확인할 수 있었다. 상황버섯 추출물을 투여하자 12일 후 암세포가 절반으로 줄어들었다. 이는 상황버섯에 함유된 식이섬유 베타글루칸이 몸 안에 흡수되어 면역력을 높이는 작용을 하기 때문이다.

암세포가 생기면 암세포가 살아남기 위해 혈관이 많이 필요합니다. 상황버섯의 베타글루칸이 암세포로 가는 혈관생성을 억제합니다. 제일 중요한 것은 상황버섯의 베타글루칸이 면역을 촉진시켜서 구석 구석 숨어 있는 암세포를 제거하는 작용이 아주 강합니다.

김하원 서울시립대 생명과학과 교수

> **궁금해요!**
>
> 📖 **상황버섯에 대하여 조금 더!**
>
> 상황버섯이라고 하면 암세포의 전이를 막는데 탁월하다고 널리 알려져 있다. 방사능치료 후 면역세포 증강으로 인한 빠른 회복에 도움이 된다. 이 외에도, 노화방지 및 피부미용에 좋으며, 장운동을 도와 이뇨작용이나 숙취해소에 효과가 있다. 당뇨나 고혈압에 좋고 간기능 강화에도 효과적이다.

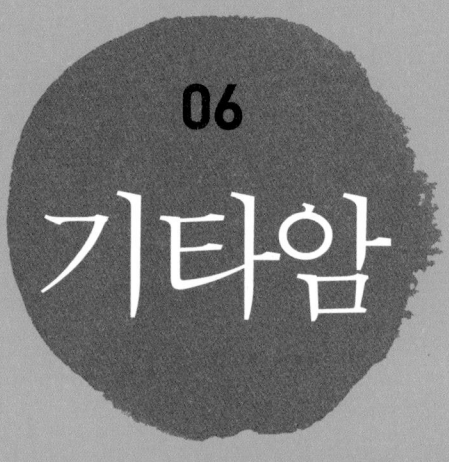

06
기타암

계곡집

췌장암

돈으로 살 수 없는 건강, 스티브잡스도 이기지 못한 암

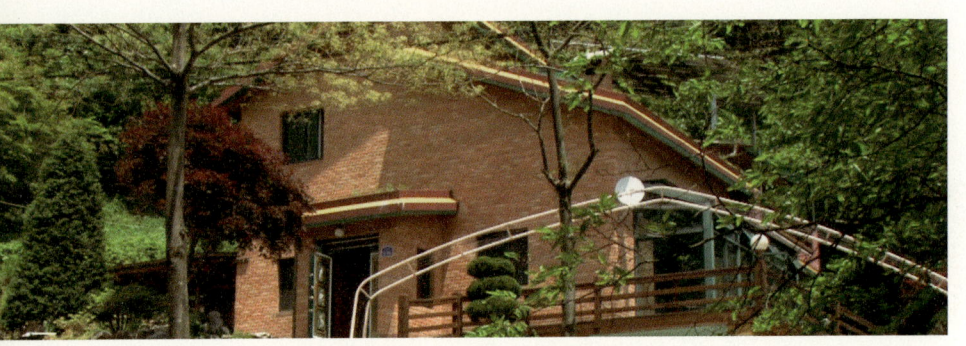

아이폰을 만든 미국 애플사의 사장, 스티브잡스를 사망에 이르게 한 병으로 최근 유명세를 탄 췌장암. 대체로 45세 이상 중년층에서 많이 발생하는 췌장암은 미리 예방할 수 있는 확실한 방법이 없고 조기발견하기가 힘들다. 그렇기에 80~90%의 환자는 이미 수술을 할 수 있는 시기를 놓친 진행암으로 발견되는 경우가 많다. 췌장암의 가장 좋은 치료법은 조기에 발견해서 수술로 암을 완전히 제거하는 것이다. 5년 생존율이 5~13%에 불과한 췌장암을, 재발 없이 5년이 지나도록 극복하고 있는 사례자가 있어 만나 보았다.

계곡을 품은 집

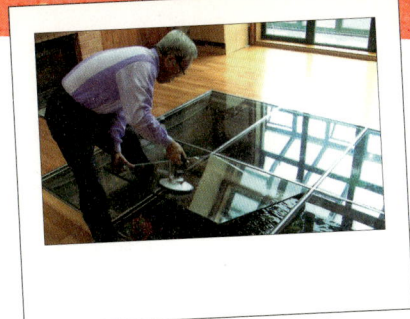

경기도 가평의 한 계곡. 청정한 공기와 맑은 바람 또 시원하게 쏟아지는 계곡물 소리를 들을 수 있는 계곡을 품은 집이 있다. 겉으로 보기엔 그저 평범해 보이는 집은 내부 역시 일반 집과 다르지 않다. 하지만 거실 바닥을 열어보면, 마치 거대한 어항을 집안에 들여다 놓은 듯한 착각이 들만큼 시원한 바닥이 있다.

"이것은 어항하고 차원이 다르죠. 어항은 물을 그냥 퍼붓는 거고 우리 집 연못은 밖의 계곡물이 들어와서 빠져나가는 거니까 흐르는 물이지. 그래서 계곡이라고 볼 수도 있고, 연못이라고 볼 수도 있죠."

그렇다면 어떻게 계곡물이 집 안으로까지 흘러 들어오는 것일까? 한얼산 기슭에 흐르는 계곡 물줄기가 긴 호스를 통해 거실 바닥으로 흘러 들어가도록 설계한 것이다. 조금씩 흘러온 물은 거실 바닥에서 작은 연못을 형성하고 있다. 그리고 다시 반대편 호스를 통해 하류로 흘러나가게 한 것이다. 조금씩 흘러 든 계곡물을 한덕환씨는 자신만의 색다른 방법으로 즐기고 있다. 계곡물을 식수로 마시고 있는 한덕환씨. 해발 600미터에서 흘러내려온 1급수 계곡물은 식수로도 손색이 없다. 계곡물의 특별

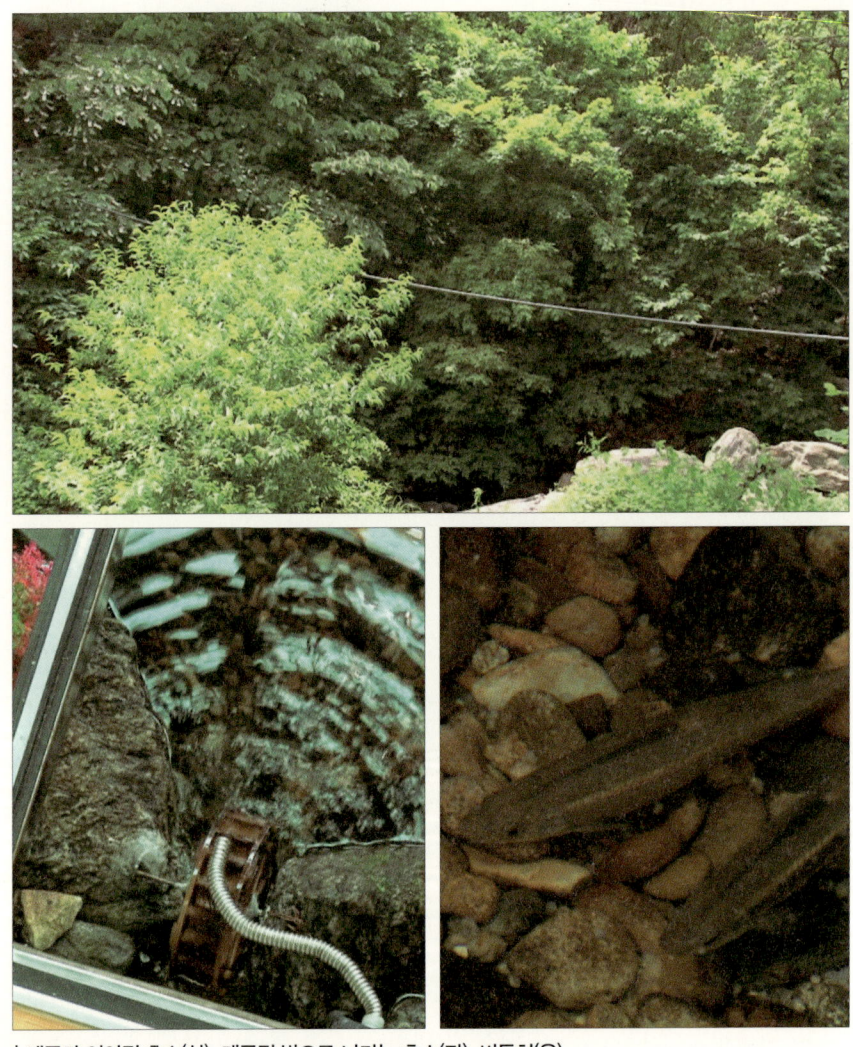

| 계곡과 이어진 호스(상), 계곡집 밖으로 나가는 호스(좌), 버들치(우)

한 능력은 돌 틈 사이에서 저절로 자라나는 풀과 1급수에서만 살 수 있는 버들치가 입증해 주고 있다.

"먹어도 되는 거예요. 이 물에는 산골에서 나오는 산삼도 녹아있고, 약초도 녹아있고, 산골의 계곡물이 그대로 들어오기 때문에 물 맛이 좋죠."

그리고 실내계곡을 내려다 보면서 한덕환씨는 기분 좋은 상상을 자주 하곤 한다. 마치 자신이 캐나다 천 섬에 앉아있다고 생각하는 것. 캐나다 세인트로렌스 강 위에 있는 수많은 섬들을 일컫는 천 섬. 천 섬 위에 지어진 집처럼 자신도 자연과 어우러진 집에서 평온한 삶을 지내고 싶었다. 그래서 은퇴 후 편안한 노후를 위해 한적한 산 속에 자신 만의 꿈을 담은 집을 짓기로 결심했고, 오랜 고민 끝에 자연을 통째로 담은 계곡집을 짓게 되었다.

"(아내)도시에서 이런 건 생각도 못하지. 어항은 냄새 나고 안 좋더라고요. 이건 물이 빠져 나가니 비린내 같은 게 하나도 안 나잖아요. (한덕환씨) 피서 따로 갈 필요 없어요. 여기 발 담그고 있으면, 발이 저릴 정도로 시원하다고요. 한 여름에도 시원하고 추워서 5분도 못 있어요."

밖으로 나가지 않고도 피서를 즐길 수 있다는 게 이 집의 큰 장점. 뼛속 깊은 시원함은 느껴본 사람만 알 수 있다고 한덕환씨는 자랑한다. 그는

365일 피서를 즐기는 기분으로 살아가고 있다.

왜 계곡집인가?

한덕환씨가 계곡집을 사랑하게 된 데에는 남다른 사연이 있다. 황달증세로 병원을 찾았다가 우연히 발견한 췌장암. 소화효소와 호르몬 분비를 담당하는 췌장에 생기는 췌장암은 5년 생존율이 8%밖에 되지 않는 무서운 암이다.

"가려워서 병원 갔더니 황달이라고. 황달 때문에 췌장암을 빨리 발견한 거죠. 췌장암은 조금만 늦으면 90%가 죽는다고 의사가 그러더라고요. 췌장. 담도, 십이지장이 한 데 붙은 데를 떼어냈다. 의사가 몸 속에서 내장 잘라낸 게 한 사발은 된다고 하더라고요. 그래도 다행인게 워낙 일찍 발견돼서 수술하고 항암제는 안 맞았어요."

건강을 생각하며 지은 집인 만큼 집에 들어가는 모든 마감재를 자연재료로 사용하여 지었다. 췌장암 수술을 한지 5년 째. 한씨는 재발 없이 건강을 유지하는 비결 중 하나로 이 계곡집을 꼽았다. 한덕환씨의 건강을 치유한 계곡집은 어떻게 지어졌을까?

계곡집의
비밀

 자연을 품고 살고 싶었던 한덕환씨의 꿈이 담긴 집. 한씨는 집의 설계부터 완성까지 모든 과정에 참여하였다. 평소에는 안전을 위해 유리덮개로 덮어둔다는 계곡의 숨은 활용 비법은 따로 있다. 실내계곡은 집안의 습도를 조절하고 높게 위치한 천장의 창문은 공기정화 효과를 한다. 집안의 구조물 하나하나가 설계 당시부터 미리 계획되었다. 작은 창 하나까지 모두 이유 있게 만들어진 설계다.

 "어느 정도 습기 조절이 된다고 봐야죠. 나쁜 공기 순환돼서 빨리 빠져나가는 역할을 해요. 청국장 끓여먹고 냄새가 싫으면 문 열면 5분이면 싹 빠져나가요. 공기가 순환을 잘 하는 구조라서요."

 천장의 창문을 열어 놓으면 뜨거운 공기는 상승하고 차가운 공기는 하강하면서 집 안의 환기가 자동으로 된다. 아내와의 행복한 노년을 위해 2년 넘는 시간을 들여 손수 지었다는 계곡집. 어느 한 곳 소홀하게 만든 곳이 없다. 천장과 벽체는 모두 국내산 낙엽송 원목. 또 화학도료 대신 송진성분의 천연도료를 사용하였다. 또, 경사진 지붕에 손수 깔아놓은 잔디는 단열재 역할을 해 집안의 온도조절은 물론 냉, 난방비까지 아껴준다.

 "나름대로 내가 죽을 때 여기서 죽으려고 신경 좀 썼죠. 딴 집 가보면 다르잖아요. 이 집은 건강을 위주로 생각하고 지은 집이죠. 지붕에

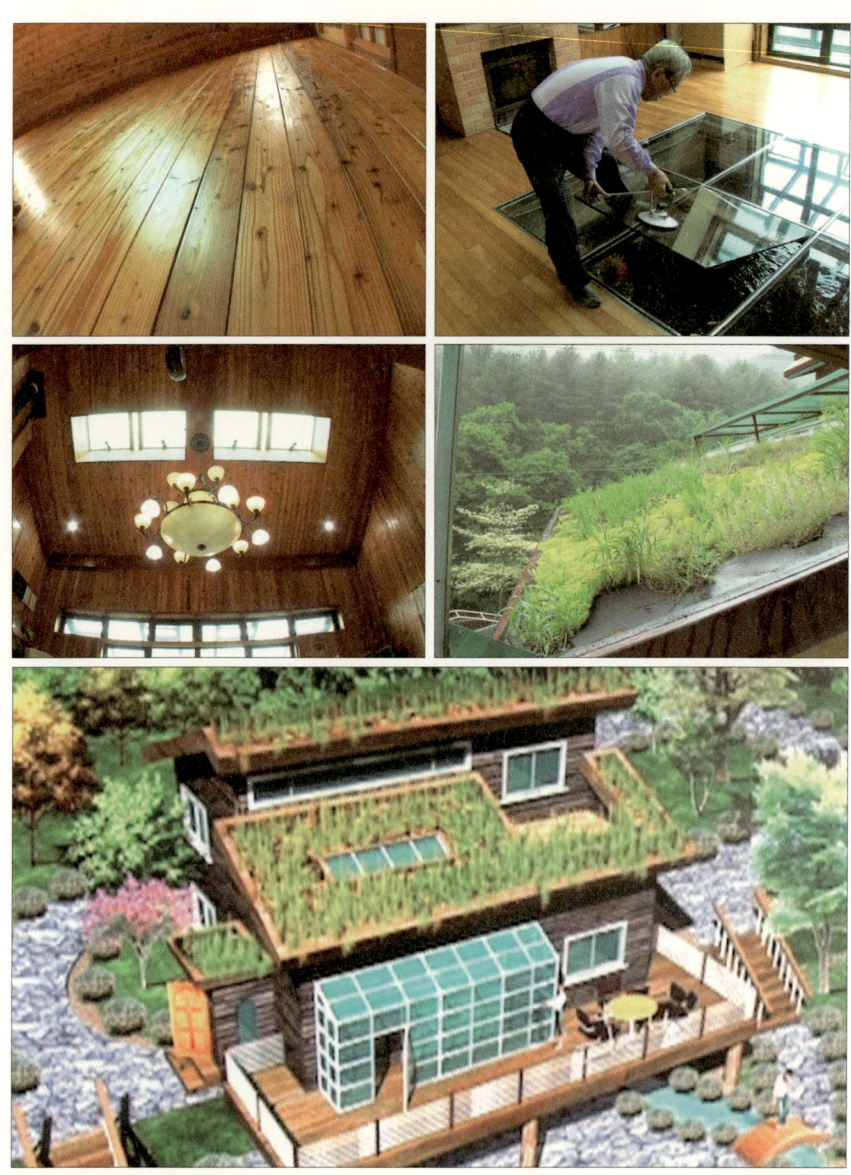

| 계곡집의 내부 구조와 설계도

풀이 심어져 있어서 여름에는 시원하고 겨울에는 따뜻하고 한다."

또 황토방을 만들어 황토의 기운을 느끼게 하였다. 들어가는 순간 흙 내음이 풍기는 온통 황토로 이루어진 방. 손이 닿지 않는 곳의 벽면은 일부터 벽지조차 바르지 않았다. 눕는 자리 또한 황토의 기운을 고스란히 느끼도록 일부러 비닐장판을 깔지 않았다.

"바닥도 완전히 황토예요. 이렇게 걸어보면 황토가 다르죠. 허리 아픈 건 늙으면 많이 아픈데, 나이 많이 먹은 사람은 황토방에서 자면 몸이 가벼워요."

이 계곡집이 완공되기까지 그의 사위의 생태건축가 이태구 교수의 공이 컸다.

장인어른이 은퇴하시고 건강하게 전원생활 누리면서 살 수 있는 그런 집으로 지었습니다. 연못은 아버님이 추천해서 설치했습니다. 집 옆에 계곡을 좋아하셔서 그 물을 거실로 그대로 흘러 들게 했죠. 집안에서 물소리 듣고, 물고기 키우고 보고 느끼고 살고 싶다고 하셔서 설치 했습니다. 건물 내부재료는 흙이나 천연도료, 목재 등을 사용하였습니다. 포름알데히르, VOC 같은 유기성 화합물들이 방출 안되니까 사람에게도 건강한 재료지요. 인간과 자연이 모두 건강한 집이라고 봅니다.

이태구 세명대학교 건축학과 교수

집과 자연을 분리하지 않고 공존할 수 있도록 설계된 집. 그렇다면 얼마나 자연과 가까울까? 공기비타민이라고 불리는 음이온 방출량을 측정해 보기로 했다. 계곡 주변에서 나오는 음이온의 양은 1cc 당 평균 3500개. 보통 음이온이 1000이상인 곳은 쾌적한 환경으로 볼 수 있다. 계곡집 음이온 측정결과는 평균 1500개로 확인되었다.

주변 아파트에 비해 계곡집의 음이온 수치가 두 배 가량 더 발생하였습니다. 나무로 이루어져 있고 거실에 인공으로 만들어진 계곡이 음이온을 더 많이 발생하게끔 해 준 것 같습니다.

서승원 원적외선협회 연구원

음이온이 많이 나오는 계곡집이 한씨의 암 재발 방지에 도움이 된 것일까?

음이온은 땅, 흙, 바다 자연에 풍부합니다. 활성산소를 제거하고 중화시켜서 우리 몸의 에너지를 만들고 건강하게 하는 역할을 하는데 암의 원인으로 요즘 활성산소를 많이 이야기하고 있습니다. 활성산소를 중화시킨다면 음식뿐 아니라 항산화 역할을 하는 음이온은 암환자에게도 도움이 된다고 봅니다.

서재걸 자연치유 전문의

궁금해요!

📖 음이온이란?

폭포수 주변, 숲 속이나 계곡에 많은 전기를 띈 아주 작은 물질. 음이온이 풍부한 곳에서는 세포가 활성화됩니다. 즉, 식물의 경우 잘 자라고 사람과 동물의 경우에는 혈액순환이 원활해집니다. 이는 체내의 저항력을 높여줍니다. 또한 공기정화 기능이 있어 폐 기능을 강화시켜주는 역할도 합니다. 인체에 유익한 음이온의 조건은 700/cc 정도라고 말해지고 있습니다.

봉교(프로폴리스)

식도암
잦은 음주와 흡연이 문제

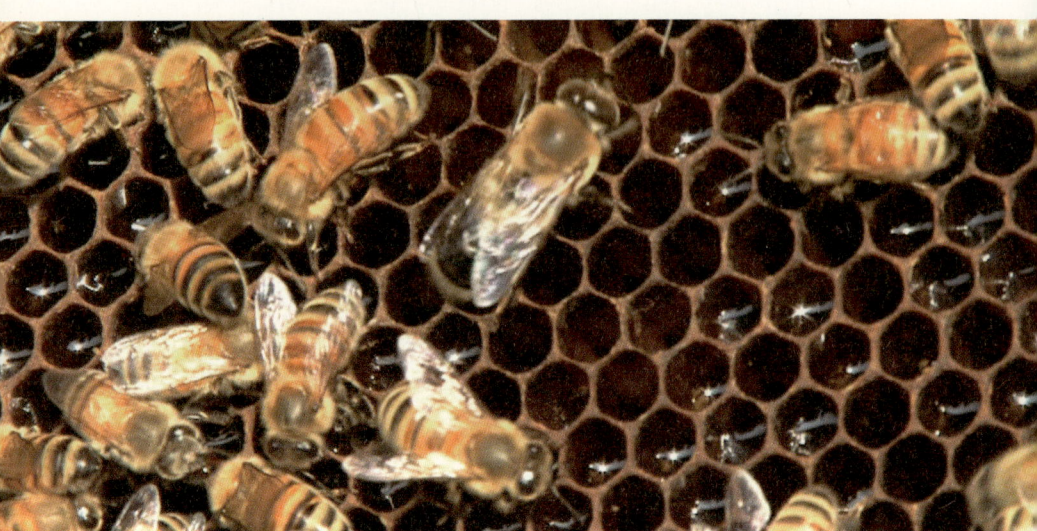

 덥다고 한잔, 짜증난다고 한잔, 피곤해서 한잔, 우울해서 한잔. 우리나라 사람들은 음주에 대한 핑계도 많다. 음주는 식도암의 가장 중요한 원인이며 여기에 담배까지 같이 피우게 된다면 식도암의 위험이 배로 늘어나 일반인의 10~20배까지 이른다. 60대 이후 남성에게 주로 발생하는 식도암은 초기에는 증상이 없으나 병이 진행됨에 따라 음식을 삼키기 어렵고, 가슴의 통증으로 나타난다. 식도암을 꿀벌의 힘으로 이겨낸 사례자가 있어 만나 보았다.

마흔 넷, 제 2의 인생

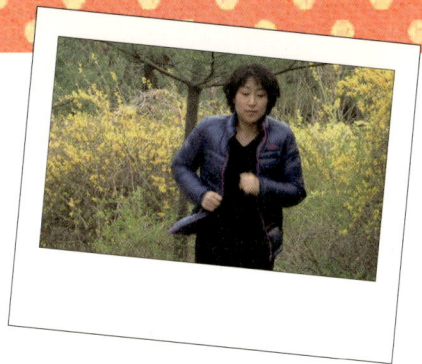

불과 1년 전만 해도 겨우 기어서 화장실을 다녔다는 윤은숙씨의 상태는 일년 반전만해도 심각했다. 하루 세끼, 밥 먹는 시간이 가장 행복하다는 윤은숙씨는 지난 2011년 식도암 말기 판정을 받았었다. 당시 암세포는 동맥과 임파선까지 전이되어 수술시기까지 놓친 뒤였다.

"불과 1년 전만 하더라도 과연 제가 쌀밥에 김치 얹어서 밥을 먹을 수 있을까 생각했거든요. 근데 지금은 먹지 못할 음식이 없을 정도로 없어서 못 먹죠. 재작년 11월쯤 식도암 말기 판정을 받았고. 음식물을 삼킬 수 없을 정도로 많이 심각했어요. 밥 한 숟가락을 내 맘대로 먹을 수 있다는 거 자체가 너무 행복하고 다른 사람들보다 의미가 크죠."

식도암은 식도에 악성종양이 발생하는데 상당한 진행이 될 때까지 특별한 증상을 느끼지 못한다. 윤은숙씨의 경우도 마찬가지였다. 가벼운 식도염이라고 생각했었는데, 이상 증상이 계속되자 병원을 찾았고, 그땐 이미 다른 장기로까지 전이된 상태였다.

"처음에 내시경 찍었을 때 소견이 식도염이 심하다고 했거든요. 제가 내시경 봤을 때 식도 부분을 건드리기만 해도 피가 났었어요. 식도암 이라는 게 연세가 좀 있고 음주 흡연을 많이 하는 60대 이후 남자들한테 많이 발생하는 암이었기 때문에 아마 처음 저를 진료했던 의사선생님도 암이라고 생각을 못했던 것 같아요."

불혹을 갓 넘긴 나이에 청천벽력 같은 암 선고를 받고 윤씨는 공허함, 억울함에 휩싸여 열심히 산 인생에 허무함을 느꼈다. 하지만 포기할 수는 없었기에 항암치료를 시작했지만, 항암치료는 참을 수 없는 결과를 가지고 왔다.

"살기 위한 항암치료인데 한번 받고 나니까 두 번을 받아야 되는지 사실 고민이 됐어요. 모든 생식기가 다 헐었어요. 항암치료 받고 나서 혈관도 다 터지고 머리도 다 빠졌고. 사람을 살리는 치료가 아니라 혹시 죽을 수도 있는 상황이 될 수도 있다고 생각을 하셨는지, 일단은 의사 선생님이 치료를 중단 하시더라고요."

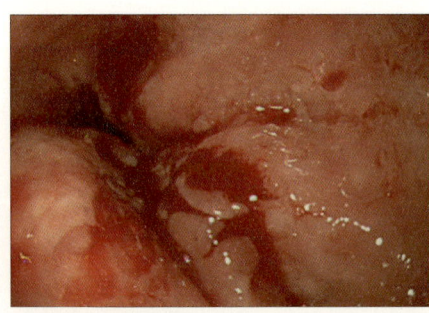
| 식도암 내시경 사진

당시 윤씨는 마지막 치료수단이었던 항암치료조차 심각한 부작용으로 인해 중단할 수 밖에 없었다. 물 한 모금 편히 넘기지 못하고 누워 지내던 그때, 죽음의 문턱에서 윤씨를 살린 것이 봉교다.

봉교, 벌집지킴이?
나의 건강지킴이!

봉교란 꿀벌들이 외부의 병균이나 바이러스로부터 벌집을 방어하기 위해 곳곳에 발라놓는 천연항생물질로 흔히 프로폴리스라고 불린다. 이 물질은 꿀벌들이 식물에서 나오는 보호물질을 흡수한 뒤, 자신의 침과 혼합해 만들어내는데 하루에도 벌들이 수없이 드나드는 벌집이 항상 무균상태로 유지되는 이유도 바로 봉교 때문이다.

봉교는 기원전 700년부터 고대 이집트인들이 미라를 제작하는데 방부제로 사용했다고 기록되어 있다. 그리고 고대 로마 병사들은 전쟁에 나갈 때 상처 치료용으로 봉교를 휴대했다고 전해진다. 한방에서도 염증을 치료하는 소염제와 민간약품으로 봉교가 오래 전부터 쓰여 왔다.

"제가 8년 전쯤에, 항암치료 하기 전에 제가 알레르기성 비염하고 변비가 심했을 때 이걸 먹고 효과를 봤어요. 그래서 봉교가 어느 정도 효과가 좋다는 걸 알고 있어서 항암 치료하면서 다시 한번 의지하게 된 거죠."

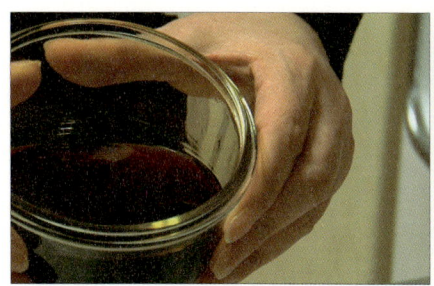 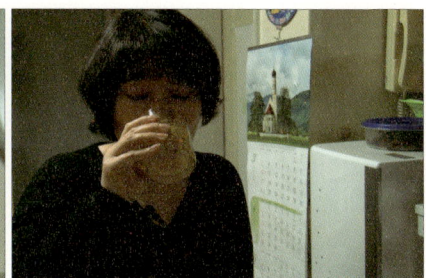

| 봉교를 보여주는 사례자, 물을 타서 마신다.

윤은숙씨는 항암치료를 받을 수 없던 때에도 봉교액을 꿀과 물을 섞어 수시로 마셨다. 먹고 나면 온 몸에서 약간 열기가 올라오고 혈액순환이 되는 것을 느낄 수 있었다는 윤씨. 윤씨는 봉교를 꾸준히 복용한 덕분에 기력을 회복해 항암치료를 무사히 마칠 수 있었다. 자신을 살린 것이 봉교라고 주장하는 윤은숙씨는, 불과 1년 3개월 만에 동맥과 임파선까지 전이되었던 2~3센티미터의 암 덩어리들이 깨끗하게 사라졌다.

이 환자 같은 경우는 원래 있던 부위에 암도 거의 다 사라졌고 남아있는 임파선도 현재로는 암이 관찰되고 있기 않기 때문에 전반적으로 굉장히 치료 효과나 경과가 좋다고 볼 수 있습니다. 봉교 때문에 이 환자분이 좋아졌다고 할 수는 없겠습니다. 하지만 같이 병행을 했기 때문에 도움이 될 수도 있었겠다 라는 정도의 생각은 해볼 수 있겠습니다.

금보라 고려대학교 안암병원 소화기내과, 당시 주치의

검은 다이아몬드, 봉교

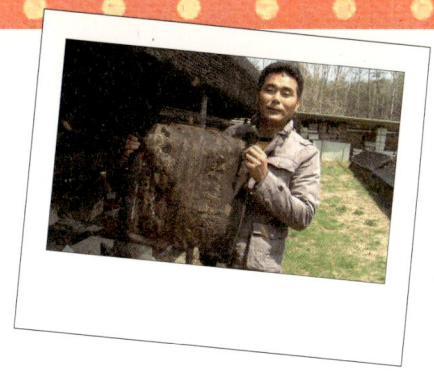

봉교는 어떻게 만들어지는 것일까? 경기도 여주의 양봉농가에서 봉교를 모으는 신성균씨에게 방법을 물어보았다. 신씨는 모기장을 들어 보이며 이것이 봉교라고 말한다. 원래 봉교는 꿀벌들이 외부로부터 세균이 침입하지 못하도록 벌집 사이사이, 벌집 전체에 바르는데, 좀 더 용이한 봉교 채취를 위해 벌통 위에 망을 덮어 놓으면 벌들이 이것을 벌집으로 착각해 봉교를 바른다. 그래서 손쉽게 봉교를 채취할 수 있게 되는 것이다.

"벌통 한 통에 벌이 한 3만 마리 정도 들어 있어요. 그런데 벌꿀 생산량은 25kg 정도 예상을 해요. 그런데 봉교는 한 70~80그램 정도. 꿀벌 3만 마리에서 1년에 말이에요. 색깔이 검은색을 이루고, 존재가치가 워낙 높고 양이 적어서 검은 다이아몬드라고 표현을 하곤 하죠."

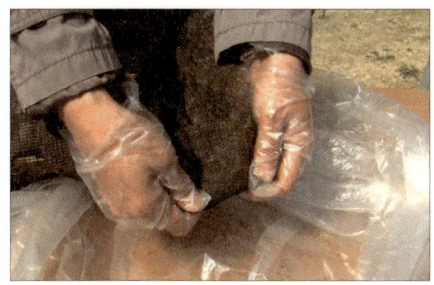 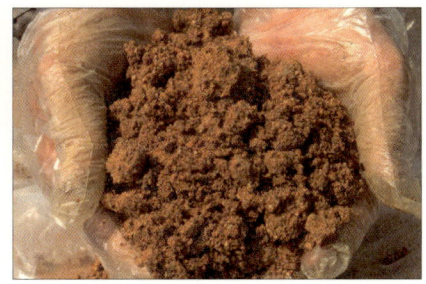

| 봉교 채취

봉교의 채취는 1년에 한 번, 벌통에 넣어 두었던 망을 저온에서 살짝 얼렸다가 털어내면 된다. 살짝 얼리는 이유는 막 채취한 봉교가 끈적거리는 성질이라 망에서 잘 떨어지지 않기 때문이다. 이렇게 만들어진 천연 항생제 봉교의 주 성분은 플라보노이드라는 물질. 이 물질에는 실제로 세균, 바이러스 등에 대항하는 억제작용이 있다.

"그냥 먹어도 되죠. 그런데 이렇게 먹으면 우리 위에서 소화흡수가 용이하지가 않아요. 지금도 제가 입에 머금고 있지만 껌 같아요. 그래서 치아에 달라붙고 또 넘기기도 불편하고."

봉교는 어떻게 먹을까?

하나!
여러 가지 비타민과 무기질, 아미노산 등이 풍부하게 들어있어 건강식품으로도 많이 활용되고 있는 봉교는 식물의 수지, 즉 기름 성분이 많아

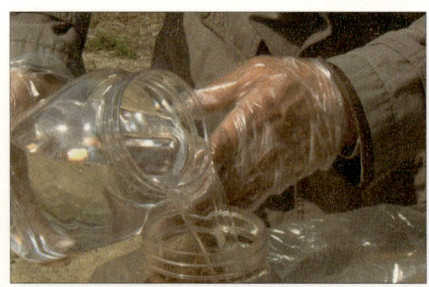
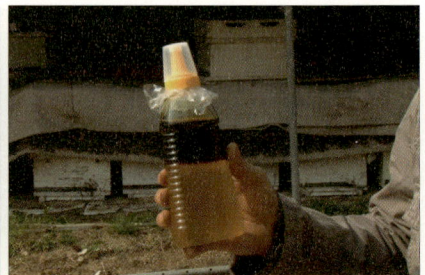

| 봉교에 술을 붓거나 꿀, 물을 섞어 마신다

전통적으로 술에 녹여 먹었다. 그렇기 때문에 도수가 높은 술을 붓고 3개월 정도 숙성시켜 위에 뜨는 액상을 걸러 마신다.

둘!
원액자체가 워낙 강해 꿀에 섞어 먹으면 쉽게 먹을 수 있다.

셋!
봉교에 물을 섞으면 색이 밝은 노란색으로 바뀌는 것을 볼 수 있다. 봉교를 믿고 먹을 수 있는 지표가 플라보노이드인데, 이것은 식물 색소이기에 물에 녹았을 때 노란색이 돼야 하고, 이 노란색이 진할수록 좋은 봉교다.

봉교의 항암효과, 정말일까?

봉교는 암을 억제하는 효능이 정말 있을까? 실험용 쥐의 귀 조직에 염

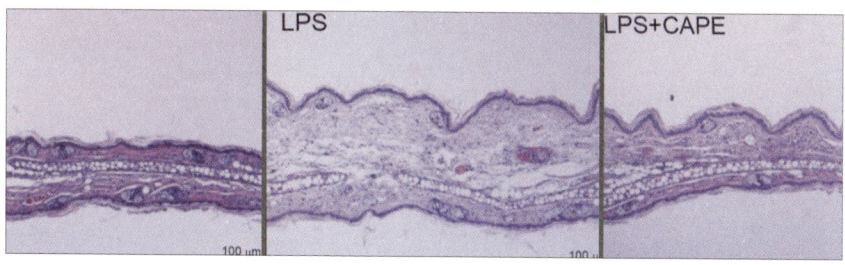

| 봉교 주입 후 조직 사진 비교

증을 일으킨 뒤, 봉교를 주입해 경과를 지켜 보았다. 그 결과 봉교를 발랐던 쥐의 염증이 현저하게 가라앉는 것을 확인할 수 있었다.

항염증 작용이 있기 때문에 여러 가지 염증성 질환에 치료 및 예방에 응용될 수 있죠. 류마티스 관절염이나 아토피성 피부염, 그리고 암 같은 경우에도 암 세포의 성장 발달에 주변 조직에서의 염증 반응이 매우 중요하다고 알려져 있습니다. 그렇기에 항염증 작용이 있는 물질을 암환자에게 같이 투여하게 되면 항암효과에 상당히 좋은 효과를 볼 수 있을 것으로 기대됩니다.

이주영 가톨릭대학교 약학대학 교수

하지만, 봉교가 누구에게나 약이 되는 것은 아니다. 사람의 체질에 따라 심각한 알레르기 반응이 일어날 수도 있다.

봉교 같은 경우에는 열이 많은 사람이나 위장이 약한 사람일 경우에는 흡수하는데 문제가 생겨서 발진이나 발열이 생길 수가 있고요. 그리고 알레르기 체질일 경우에는 심각하게 발진 증상이 생길 수 있습니다. 그럴 경우에는 복용을 중단하시고 전문의와 상담하시기 바랍니다.

신덕일 한의사

📖 봉교에 대해 조금 더!

봉교(프로폴리스: propolice)는, 앞을 뜻하는 '프로(pro)'와 도시는 뜻하는 '폴리스(police)'를 합친 그리스어에서 유래된 단어로 도시 전체를 안전하게 지킨다는 뜻이다. 봉교는 식물들이 상처를 치유하기 위해 스스로 만들어내는 레진이라는 수지성 물질(자연치유력을 가진 의학적 가치가 높은 물질)을 꿀벌들이 흡수한 뒤, 꿀벌 자신의 침샘 분비물과 혼합하여 만들어낸 천연물질이다. 벌들은 이렇게 만들어낸 봉교를 벌통이나 벌집 사이사이에 발라 외부로부터 병균이나 바이러스를 예방하고, 벌집을 무균상태의 위생상태로 만든다.

봉교의 효능
암세포 전이 저해 효과
백혈병 세포 증식 저해
종양 혈관 형성 저해
항당뇨
진통작용
면역 증강 작용

칡
•
림프종암
일본 방사능의 위협

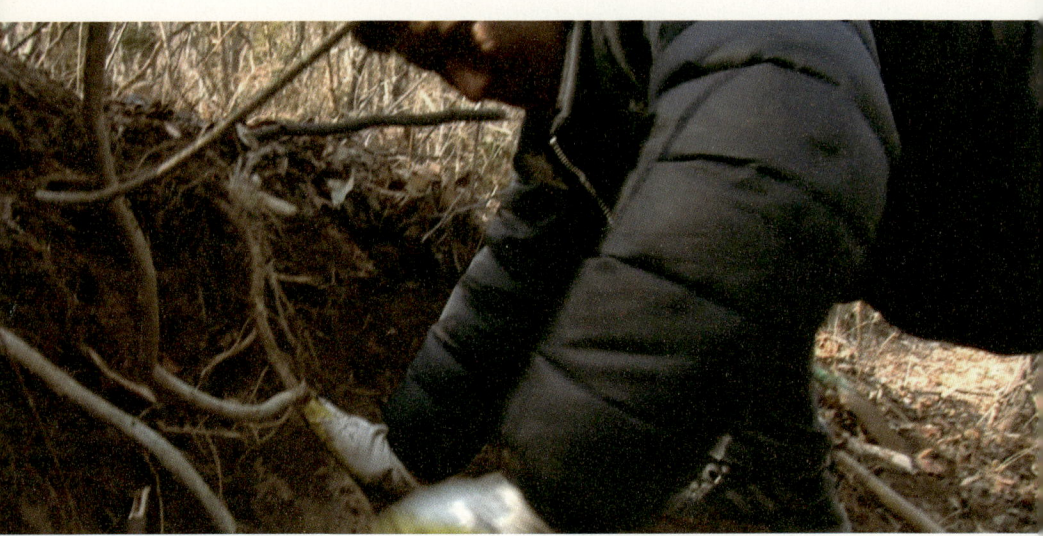

최근 일본의 방사능 원전 때문에 생선 포획량이 줄고, 사람들도 생선을 먹는 것을 꺼리고 있다. 방사능에 피폭된 음식만 먹어도 1~2년 안에 식도암, 림프암 등이 생길 수 있기 때문이다. 림프암은 혈액암 중 하나로 온 몸으로 퍼지는 경우가 많고, 백혈병과 함께 진료비 부담이 높은 병으로 알려져 있다. 림프종암을 음식으로 이겨낸 사례자가 있어 만나 보았다.

땅 속의 진주, 칡

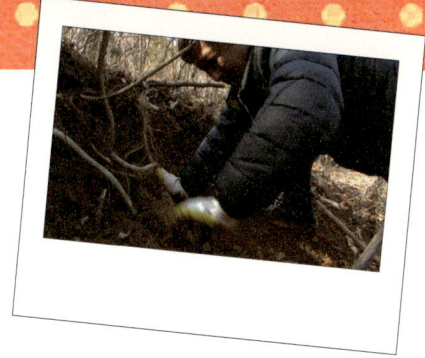

거제도의 우계명씨는 칡을 찾기 위해 오늘도 산에 오른다. 칡을 캐자마자 상태를 확인해보고 바로 한입 베어 무는 우계명씨는 칡이야말로 가장 좋은 약재라고 한다.

〈동의보감〉에서 칡은 '갈근'이라하며 풍한두통이라고 해서 풍혈로 인해서 온 두통을 치료했고요. 또 주독(술독)을 없앴습니다. 칡은 찬 성질이 있는데요. 여름에 더위를 먹게 되면 열이 많아지잖아요. 피부를 열어서 발한을 식힘으로 말미암아 더위를 내쫓는 효과가 있습니다.

변기원 한의사

우계명씨는 거제도에서 자란 칡이 더욱 좋다고 한다. 그 근거로 옛날 진시황이 불로초를 찾아왔는데, 칡만 무성하게 있었다 라는 이야기를 듣고 칡이 바로 그 불로초가 아닌가 생각한다고 우 씨는 조심스레 말한다. 실제로 거제에서는 중국 진시황의 명으로 중국 사신, 서복이 해금강에 다녀갔고, 자생하는 많은 약초를 보고 약초섬이라는 별칭을 붙였다는 이야기가 전해지고 있다.

복통 그리고,
림프종 암2기

우계명씨가 칡 사랑에 빠진 이유는 따로 있다. 어느 날 갑작스러운 복통으로 병원검사를 받았다는 우계명씨는 림프종 암2기라는 진단을 받았다. 항암치료 대신 우씨는 칡을 선택하였고, 칡즙을 1년 이상 먹다 보니 몸이 가벼워졌다고 우씨는 말한다.

"의사의 만류를 뿌리치고 나는 항암치료를 중단하고 여러 가지 약초를 접해보고 몸에 맞는 그런 걸 찾다 보니 칡이 제일 좋다고 느껴졌습니다. 마지막 인생에 승부를 걸어보자는 마음으로 칡을 선택한 것 같습니다."

칡,
달고 맛있게 먹기!

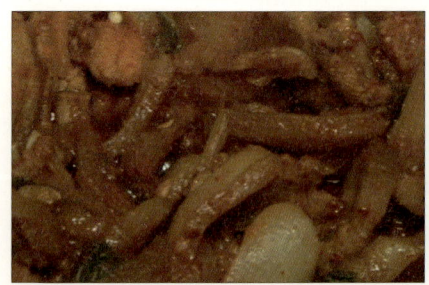 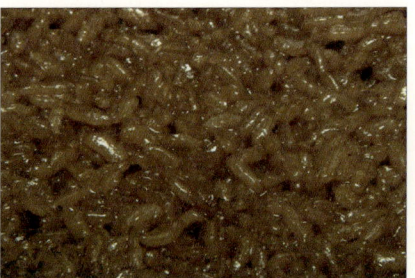

| 칡 주물럭과 칡 밥

우씨는 칡즙도 먹어보고, 말려서 분말로도 먹어보았지만, 더 함축된 것을 찾다 보니 조청으로 만들어서 먹게 되었다. 칡을 조청으로 만들어 먹게 되면 수분이 90% 들어 있는데, 수분을 전부 농축시켜서 고형물만 남게 된다. 즉 칡의 성분이 몸 안으로 들어와 흡수율을 높일 수 있고 더 많은 영양소를 섭취할 수 있게 된다. 조청을 할 때 엿기름을 먼저 넣어서 한 33~34시간 끓이다 보면 수분이 증발하면서 조청이 만들어진다. 우씨는 칡즙을 먹는 것 외에도, 조청으로 만들어 간식처럼 먹었다.

우계명씨는 칡 조청은 약처럼 먹지 말고, 요리를 하면서 조금씩 넣어 부담 없이 먹는 것이 좋다고 말한다. 또 밥물대신 칡즙을 넣고 칡 밥을 해 먹거나 칡 조청을 넣고 주물럭을 만들어 먹는 것도 우씨가 칡을 즐기는 또 하나의 방법이다. 우계명씨의 암은 칡 때문에 효과를 본 것일까?

> 통상적으로 암 판정을 받은 후, 5년이 지나면 완치가 되었다고 볼 수 있습니다. 칡이 항암효과가 있다는 보고는 많이 있습니다. 이 환자의 경우에는 칡뿐만이 아니라 다른 음식, 생활습관 등 다른 요소들의 효과를 완전히 배제할 수 없기 때문에 반드시 칡 때문에 암이 좋아졌다고 보기에는 무리가 있습니다.

김세완 원장

비파

직장암

노란 열매, 비파의 비밀

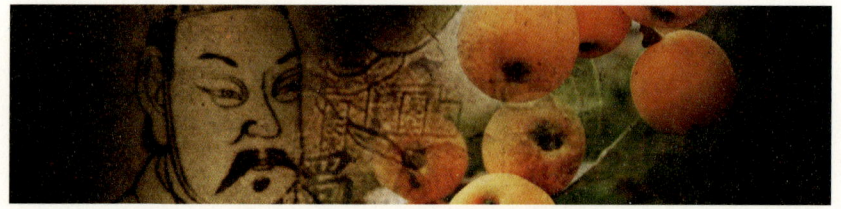

사시사철 잎이 푸른 비파나무는 6월 중순이면 노란 열매를 맺는다. 그 열매와 잎이 현악기 비파를 닮았다고 하여 나무 이름이 비파가 되었다고 한다. 열매에는 각종 비타민이 풍부하다. 맛이 얼마나 뛰어난지 중국 삼국시대의 조조는 정원에 비파를 심어 놓고 열매 개수를 세어 놓을 만큼 각별히 아꼈다고 한다. 심지어 비파 열매를 몰래 따 먹은 병사를 사형에 처했다는 이야기도 있다. 맛 뿐 만이 아니라 옛말에 '비파나무가 있는 집에는 아픈 사람이 없다.' 고 할 정도로 약효 또한 뛰어나다. 최근 국내 연구에 따르면, 비파열매는 정상 세포에는 영향을 주지 않고 암세포만 파괴하는 항암효과가 있다고 입증된 바 있다.

〈동의보감〉의 저자인 허준 선생이 당신의 스승의 반위, 최근으로 보면 위암으로 인한 통증을 치료하는데 비파 잎을 사용했다는 기록이 있습니다. 그리고 남미 여러나라 특히 멕시코에서는 비파 열매가 암을 치료하는데 다양하게 사용된다고 알려져 있습니다.

하태현 한의사

비파나무로 암을 극복한 부부

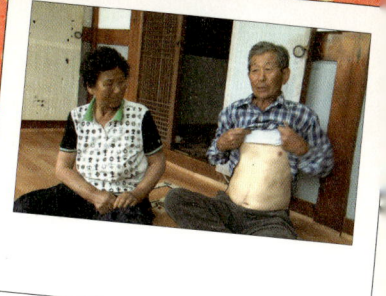

이 비파로 암을 극복한 부부가 있어 전라남도 고흥을 찾았다. 비파를 먹고 암을 극복했다는 박씨 부부는 각각 직장암과 대장암 말기 판정을 받았다.

1999년 직장암 3기 - 박성규씨(남편)
2008년 대장암 3기 - 방사덕씨(아내)

"대변을 보러 가니까 혈변이 한 방울씩 떨어지더라고요. 이상하다. 처음엔 장염인 줄 알았어요. 그리고 1년 후에 갔더니 직장암이라고 말하더라고요."

혈변을 대수롭지 않게 넘긴 것이 화근이었다. 아직도 뚜렷하게 남아 있는 수술자국이 당시 심각했던 상황을 말해준다. 그런데 남편의 투병생활을 도우며 집안일을 도맡아 했던 아내에게도 암이 찾아왔다.

"직장암 수술하고 퇴원하고 집에 있는데, 또 마누라가 대장암에 걸려서 우리 집안에 왜 이런 흉화가 생기나 싶어서 마음이 아팠습니다."

"그때는 겁이 났죠. 남들 보기도 부끄럽고, 우리 남편도 암이었는데 나까지 암에 걸리니까 남 보기가 부끄러웠어요."

암으로 인해 고통을 겪었던 부부. 그러나 지금은 암환자였다는 사실이 믿기 어려울 만큼 힘든 농사일도 거뜬히 해내고 있다. 박씨 부부가 건강을 되찾을 수 있었던 비결은 바로 20여년 전, 뒤뜰에 심어둔 비파나무 덕분이다. 박상규씨는 예전에 비파가 상비약으로 쓰였다는 이야기를 듣고 한 그루를 심어두었다. 그러던 중 대장암이 발병하였고 그 약효를 새삼 알게 되었다. 비파는 3,000년경 인도 사찰에서 난치병 치료제로 사용되었다고 한다. 이후 불교의 전파와 함께 일반 가정에서도 상비약으로 사용되기 시작하였다.

직장암 발병 후, 비파주를 꾸준히 먹은 박상규씨는 자신의 경험을 바탕으로 아내에게도 비파를 먹게 하였다. 비파주 덕분인지 박씨는 14년째 재발 없이 건강하게 살고 있다. 또 아내의 건강도 함께 챙기며 함께 비파주를 마시는데, 박씨 부부는 반드시 밥을 먹기 직전에 마신다고 말한다.

"밥상 차려와서 밥 먹기 전에 한 컵을 하고 밥을 먹으면 그것이 최고

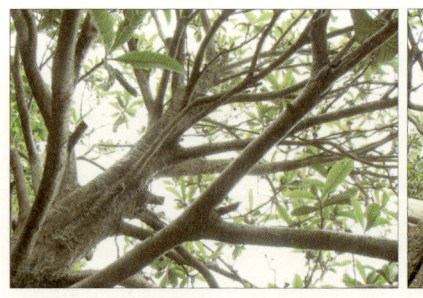 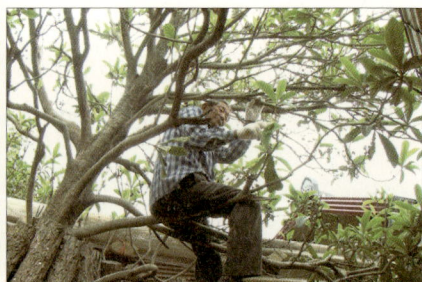

| 비파나무와 비파나무에 오르는 할아버지

의 명약이라고 생각했습니다."

아침과 저녁 식사 전에 소주잔으로 한잔씩 하루에 딱 2잔을 먹었는데 그 결과 아내 방사덕씨 역시 5년이 지난 지금까지 재발소견 없이 건강히 지내고 있다.

비파열매로 술을 담갔다면 술 자체는 원래 몸에 나쁩니다. 암환자는 술을 먹으면 안되지만, 단 알코올에 녹는 우리 몸에 좋은 성분이 있습니다. 그런 성분을 얻기 위해서는 술로 담가 먹는 것이 일정 도움이 될 수 있는데, 다만 희석을 해서 하루에 30cc (소주잔 반잔) 이상 먹지 않는 소량을 꾸준히 먹는 것, 그리고 2~3개월 정도 먹고 나서 중단을 해보는 것이 중요합니다. 이런 사항을 유의하여 먹어야만 도움을 받을 수 있습니다.

서재걸 자연치료 전문의

* 비파주 만들기

- 잘 익은 비파에 소주를 붓고 그늘에서 숙성시킨다.

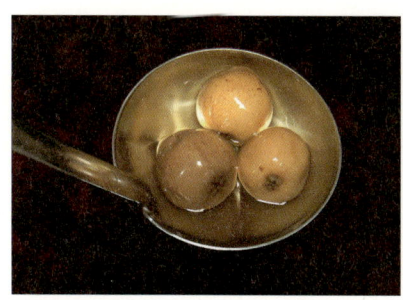
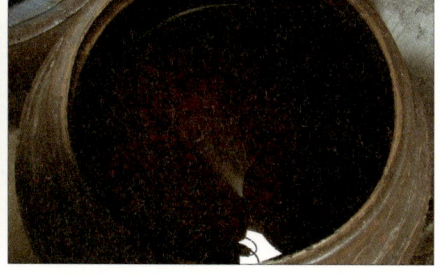

| 술을 부어놓고 숙성되기를 기다린다

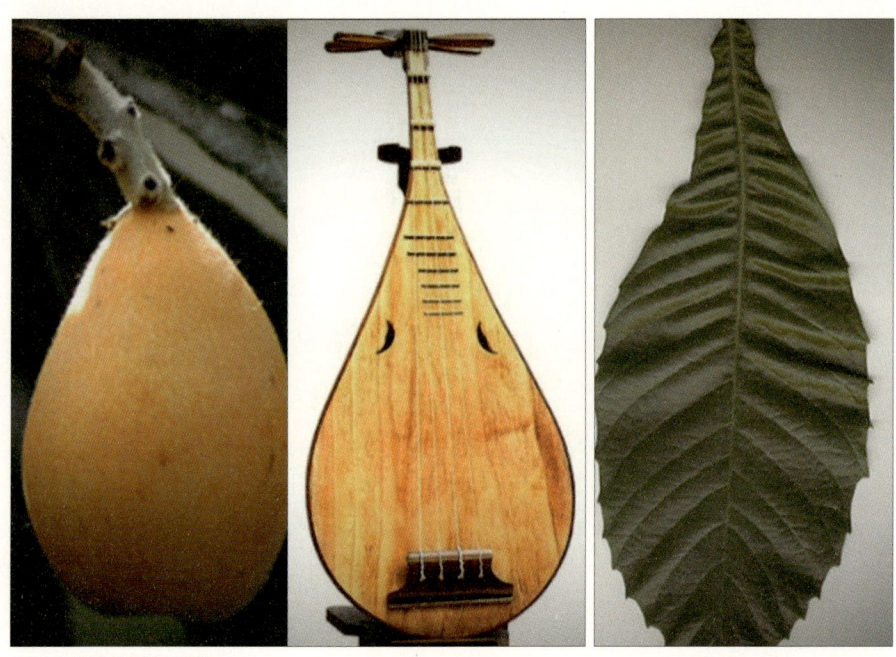
| 비파와 악기 비파의 비교

    부부는 잘 익은 비파에 소주를 붓고 그늘에서 숙성시켜 만든 비파주로 암을 극복했다고 말한다. 박씨는 빨리 먹으면 6개월 만에도 먹을 수 있지만, 완전히 우러나서 약효가 있으려면 1년 후에 약효가 더 좋다고 말한다. 이렇게 비파를 술로 만들어 먹는 것이 과연 건강을 지키는 데 좋은 방법일지 전문가의 의견을 들어 보았다.

    비파열매나 살구 매실의 씨앗에는 청산배당체, 아미그달린이라는 비타민 B17 입니다. 이것이 과거에는 항암제로 이용이 되었지만, 독성 성분 때문에 금지하고 있거든요. 이런 독성을 제가하고 없애면 술로 담갔을 때 독성이 제거되는 장점이 있고, 알코올에 녹는 유효성분을 먹을 수 있다는 점에서는 술로 담그는 것이 의미가 있다고 볼 수 있습니다.

서재걸 자연치료 전문의

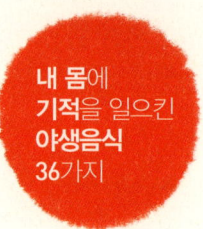

내 몸에
기적을 일으킨
야생음식
36가지

chapter 2

당뇨

침묵의 살인자, 당뇨

대한민국 국민의 10%인 약 500만 명이 고통 받고 있는 병, 당뇨. 한 순간의 방심으로 다리를 잃을 수도 있고, 어느 날 갑자기 실명을 할 수도 있다. 발에 작은 염증으로 시작해 결국 괴사를 맞은 한 환자는, 당뇨병 10년 만에 족부궤양이라는 합병증을 얻었다. 당뇨병이 오래되어 혈액순환이 원활하지 않으면 심장에서 가장 멀리 있는 발의 모세혈관과 말초신경이 죽어 발의 감각이 둔해진다. 이 때문에 대부분의 당뇨병 환자들은 발에 상처가 생겨도 모른 채 그냥 방치하는 경우가 많다. 하지만 자칫하면 다리를 절단해야 하는 심각한 상태로까지 이어지게 된다.

한 번 걸리면 평생 치유되기 힘들다는 당뇨는 많은 병을 일으키는 원인이 되고 합병증을 일으키기에 더 무섭다. 당뇨 합병증은 신체 곳곳, 다양한 질병의 형태로 나타난다. 뇌졸중, 심혈관 질환, 심부전증과 같이 혈액이 미치는 모든 부위에 올 수 있다. 특히, 20년 이상 당뇨병을 앓아온 환자들에게는 흔히 시력을 잃는 합병증이 찾아온다. 실명한 사람들 4명 중 1명은 당뇨 합병증에 의한 것으로 알려져 있을 만큼 당뇨로 인한 실명이 많은데, 특히 '당뇨망막병증' 환자는 지난 5년 사이 67%나 증가했을 정도로 급격히 늘어나고 있다. 현재로서는 어떤 치료로도 잃어버린 시력을 회복할 수 없다.

이렇듯, 합병증으로 삶을 송두리째 바꿔놓고 서서히 죽음으로 몰아가는 느린 암이라 불리는 당뇨. 치명적 장애를 초래하며 침묵의 살인자로 불리는 당뇨를 자신만의 숨은 건강법으로 맞선 사례자들이 있어 그 비법을 들어보았다.

말굽버섯

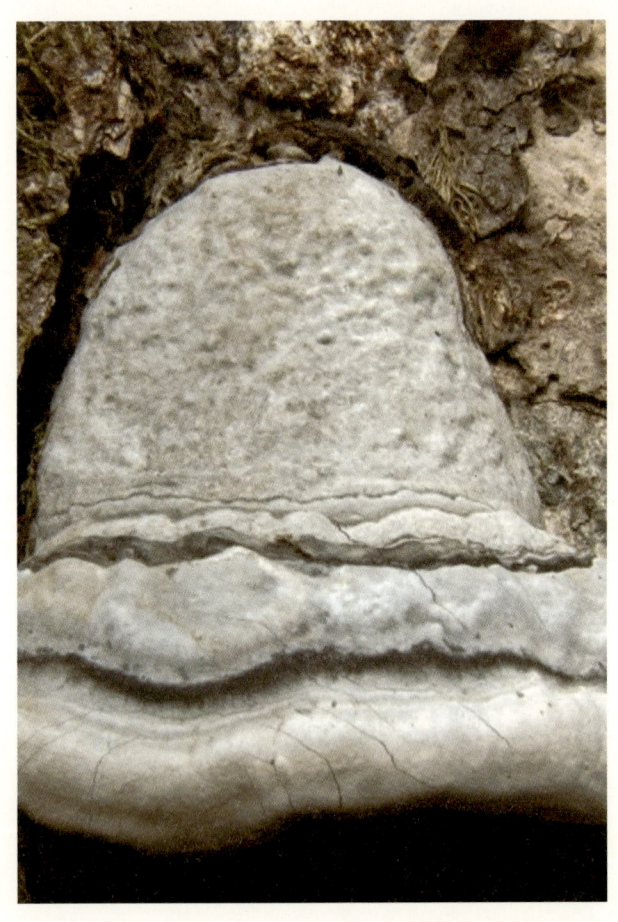

40대에 찾아온 극심한 당뇨

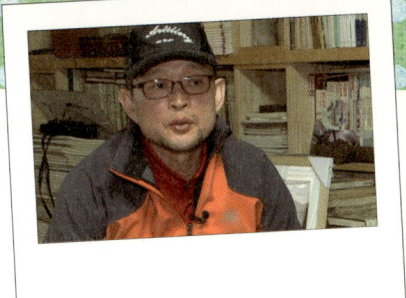

강원도 태백에 터를 잡고 지낸 지 올해로 7년째인 이정목씨. 여기엔 남다른 사연이 있다.

"1990년에 당이 왔어요. 제가 사업할 때인데 술자리 많았고 90킬로그램 나갔습니다. 제가 물을 많이 먹고 살이 빠지니까 지인 분이 당뇨 아니냐 병원 가봐라 했죠. 처음에 혈당수치가 280이었는데 방치하니 300, 380이 넘어갔어요. 그때만 해도 다른 합병증이 안 오니까 별 거 아니라고 생각했죠."

사업을 하면서 극심한 스트레스를 받았다는 이정목씨는 급기야 40대에 당뇨 판정을 받았다. 하지만 혈당 수치가 높아지는 것 외에는 별다른 증상이 나타나지 않아 그저 대수롭지 않게만 여겼다.

"당 걸리고 나서 7년 후에 병원 가서 어머니한테 끌려가서 약 먹기 시작했는데 혈당수치가 떨어지지도 않고. 그런데 어느 날 자는데 발에 합병증 와서 부드러운 이불만 스쳐도 발이 면도칼 베는 것처럼 놀라고 발이 심하게 저리고 그랬어요."

결국, 당뇨로 인한 심각한 합병증으로 고통의 시간을 보낼 수 밖에 없었다. 하지만 5년 전부터 주변 지인들조차 놀랄 정도로 건강이 빠르게 회복되었다. 건강을 회복하고 난 후부터 매일 산행을 빼놓지 않았다는 이씨는 자신의 건강을 지켜준 특별한 음식이 산에 있다고 말한다.

최고 중의 최고, 자작나무 말굽버섯

자작나무가 밀집된 산자락에서 이씨는 자주 버섯을 찾곤 한다.

"부러진 자작나무 찾습니다. 태풍 와서 부러진 나무, 생나무 말고 고사목 이런 거 찾는데 안보이네요. 거기서 버섯종류들이 잘 자랍니다."

흔히 야생에서 발견되는 버섯은 죽은 나무의 영양분을 흡수하며 자라는데, 이씨는 그 중 말굽버섯이 자신을 고쳐준 약이라고 한다. 이씨는 말굽버섯 중에서도 최고로 약성이 좋다는 자작말굽은 쉽게 찾기 힘들다고 한다. 회색과 갈색의 동그란 고리 능선이 말의 발굽과 닮은 모양이다.

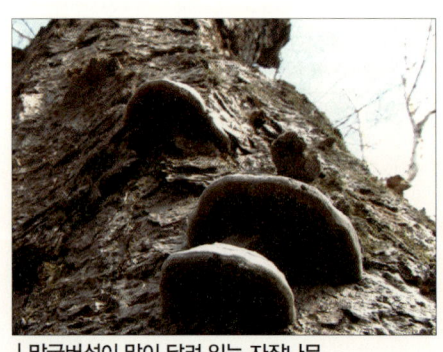
| 말굽버섯이 많이 달려 있는 자작나무

"내가 이거 끓여먹고 당뇨가 거의 다 완치된 거 아니야."

"태풍이 불어서 뿌리가 통째로 뽑히면 거의 안 자랍니다. 산에서 자라는 게 중간에 부러지거나 포자가 붙으면 잘 자랍니다."

주로 추운 지방의 활엽수에서 자라는 말굽버섯은 중국의 약초 연구학서인 〈본초도록〉에서 '화균지'라 불리며 소아식체, 식도암, 위암 등에 사용했다는 기록이 있다. 말굽버섯이 자라는 숙주나무는 여러가지가 있는데, 자작나무, 참나무 등 여러나무에서 자생한다. 이씨는 약성은 각 나무마다 다르나, 자작나무에서 자라는 자작 말굽버섯이 최고라고 말한다.

말굽버섯은 자작나무에서 자라는 것이 가장 좋다고 하는데, 자작나무의 효능이 말굽버섯에 그대로 흡수되기 때문입니다. 백화피라고 불리는 자작나무 껍질은 간과 기관지 기능을 강화시키는 해독작용이 뛰어나고 염증성 질환에도 적용이 됩니다. 이런 자작나무의 여러가지 효능 덕분에 다른 나무에서 자란 것 보다 자작나무에서 자란 말굽버섯의 효능이 더 좋습니다.

김소형 한의학 박사

자작나무의 기운을 품고 자란 말굽버섯으로 당뇨 질환을 극복했다는 이씨는 매일 말굽버섯을 들여다 보는 것 만으로도 흐뭇해진다.

* 말굽버섯 어떻게 먹을까?

귀한 버섯이니만큼 관리도 까다롭다. 바람이 잘 통하는 양지에서 단시간 말려내야 약성을 지키는 것은 물론 오래 두고 먹을 수 있다. 하나하나 손질이 끝난 말굽버섯은 딱딱한 질감 때문에 물에 끓여서 먹는다.

(TIP_ 물 2리터에 70그램 넣는다. 3번까지는 우려 먹을 수 있다.)

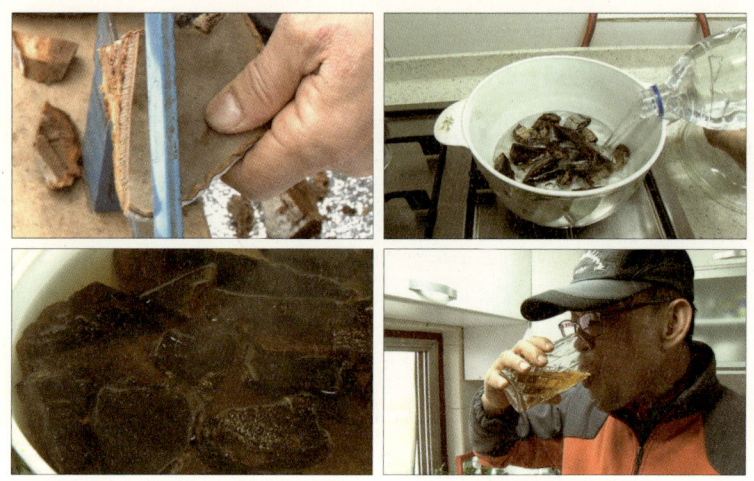

물 2리터에 70그램 정도 넣어 1시간 이상 끓이고 나면, 물 위에 둥둥 떠있던 버섯이 가라앉으면서 가장 먹기 좋은 상태가 된다. 이렇게 정성으로 달인 말굽버섯 차를 이씨는 하루 세 번, 공복에 마셨다.

버섯이 가지고 있는 면역성분 중에 하나인 베타글루칸이 있는데요. 수용성이기 때문에 물에 잘 녹습니다. 우리가 음식으로는 버섯을 물에 끓여서 먹을 때, 그 국물까지 드시면 몸에 더 좋은 효능을 낼 수 있습니다.

조재한 농진청 농업연구사

또, 이씨는 말굽버섯과 자연산 황기, 헛개나무 등 귀한 한약재를 함께 넣고 끓인육수에 토종닭을 넣어 말굽버섯 백숙을 만들어 먹는다. 말굽버섯의 향이 그대로 배어있다는 육질. 그리고 한잔의 향긋한 말굽버섯 약술만 있으면 하루의 피로가 모두 사라진다고 이씨는 말한다.

왜
말굽버섯인가?

이씨는 수많은 버섯 들 중, 지인의 추천으로 말굽버섯을 먹게 되었고, 5년을 다려먹은 결과 정상인의 혈당수치를 유지하고 있다.

"약용버섯은 잘 몰랐는데 산 다니다 보고 옆에 지인 분들 알려주고 인터넷 보면 항암, 당뇨, 심장질환에 좋다고 해서 반신반의 했죠. 꾸준히 먹다 보니 어느 날 부터 몸 상태가 상당히 많이 호전되었습니다."

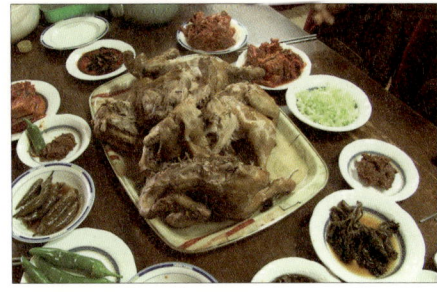
| 말굽버섯 백숙

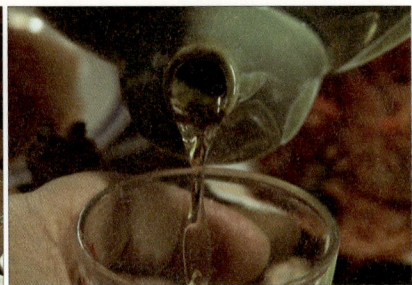
| 말굽버섯 주

한국식품영양과학회지에 따르면, 말굽버섯 추출물이 지질대사를 개선시켜 당뇨의 증상을 완화시키는 것으로 밝혀졌다. 특히 말굽버섯에 함유된 먹는 산소라고 불리는 유기 게르마늄은 혈관 내 노폐물을 배출시켜 면역기능을 활성화 시켜준다.

말굽버섯에는 베타글루칸 유기 게르마늄성분이 풍부한데 이 성분은 혈당 상승을 억제해주고 지질대사 개선, 당뇨와 비만에 도움이 됩니다.

김소형 한의사

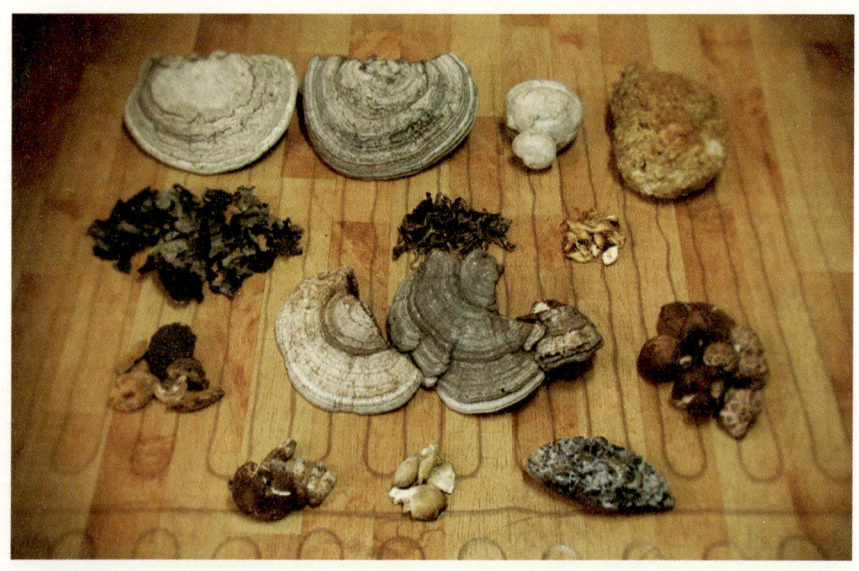

| 말굽, 상황, 영지버섯의 비교

궁금해요?

📕 **말굽버섯은 언제부터 있었을까?**

말굽버섯은, 기원전 8000년인 중석기 시대 유적에서도 발굴될 만큼 역사상 가장 오래된 버섯으로 불리는데, '의학의 아버지' 히포크라테스는 뜸을 뜰 때 말굽버섯을 사용했다는 기록이 있다.

오죽

●

당뇨
검은 대나무의 마술

목조건물인 오죽헌은 신사임당과 아들 율곡 이이가 태어난 생가로 잘 알려져 있다. 이곳에는 당뇨에 도움을 준다는 검은 대나무를 볼 수 있다. 검은 대나무는 까마귀처럼 줄기가 검다고 하여 까마귀의 오(烏), 대나무의 죽(竹)을 따서 오죽이라고 부른다. 검은 대나무는 예로부터 기운이 좋은 곳에서만 자생하여 영험한 나무로 여겨졌다.

사임당이나 율곡 선생님도 오죽잎 차를 드셨을 것이라고 생각돼요. 오죽잎 차에 피를 맑게 하는 성분이 있다고 이야기 합니다. 그래서 공부하다가 집중이 안될 때, 정신을 맑게 해 주거나 피를 맑게 해주는 역할을 했죠. 그래서 종종 드셨을 것이라고 추측합니다.

김선미 오죽헌 문화관광 해설사

오죽은 역사적 의미뿐 아니라 당뇨와 중풍과 같은 다양한 질병에 효능이 있다고 〈동의보감〉을 통해 전해지고 있다.

〈동의보감〉에서는 오죽에 대해서 고죽엽이라고 서술되어 있는데요, 성질은 차고 맛은 쓰면서, 가슴이 답답하면서 열이 나는 증상인 번열을 다스려 소갈, 즉 현대 의학으로 당뇨에 도움이 되는 한약재로 기술되어 있습니다.

　이렇듯 오죽의 효능이 알려지면서 관상용이 아닌 식용 오죽으로 개량되어 재배되고 있다. 식품으로는 줄기가 아닌 잎만 사용한다는 오죽. 상록수인 대나무의 특성 상, 특별한 수확시기 없이 일년 내내 잎 수확이 가능하다.

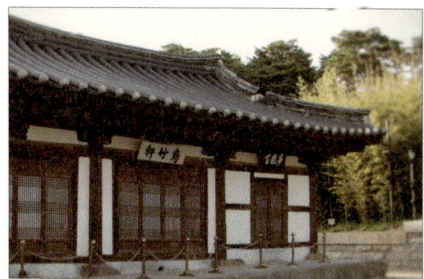 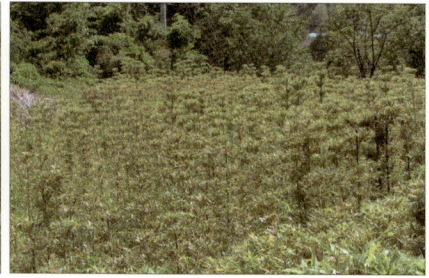

| 오죽헌 생가와 오죽

오죽으로 당뇨를 극복

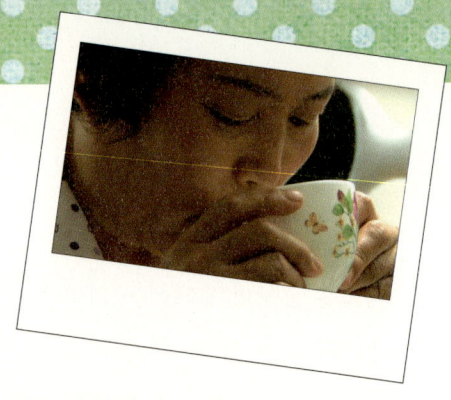

* 오죽잎 차 만들기

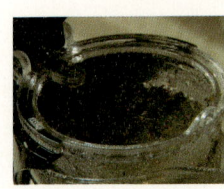

잘 말린 오죽잎을 볶는다.
갈아서 보관한다.
5분간 끓는 물에 우려내어 차로 마신다.

당뇨를 극복하고 건강을 되찾았다는 김연복씨의 건강비법이 바로 이 오죽 잎에 있다. 잘 말린 오죽 잎은 한번 볶은 후 갈아서 보관하는데, 가장 손쉽게 섭취할 수 있는 방법이 차로 즐기는 것이다. 그 향이 녹차와 비슷하다.

"자주 먹는데, 이것을 끓여 놨다가 물 먹고 싶을 때 언제든지 먹고, 금방 끓여서 따뜻할 때 먹으면 향도 더 나는 것 같고 다른 차 마시는 것 보다 더 맛있는 것 같아요."

오죽잎 차를 생명수처럼 즐긴다는 김연복씨는, 3년 전만 해도 지금의 모습은 상상할 수 조차 없었다. 어느 날 갑자기 찾아온 질병. 당뇨는 예고 없이 찾아왔다.

"사람들이 왜 자꾸 마르냐고 하면서 걱정하더라고요. 그런데 저녁에 잘 때 되면 단음식이 그렇게 먹고 싶어요. 주스도 먹고 싶고, 식혜도 먹고 싶어서 처음엔 배가 부르도록 먹었어요. 그런데 어느 날부터 눈이 안보이고, 그래서 병원에서 당뇨 검사를 해 보자고 해서 보니까 그날 혈당 수치가 530mg/dl인가 나왔어요."

무엇보다 김씨를 힘들게 했던 것은 당뇨로 인한 합병증이다. 갑자기 눈 앞에 침침해 지더니 모든 사물이 흐릿하게 보이기 시작했다. 김씨의 건강을 위해 딸은 당뇨에 좋다는 음식을 백방으로 수소문해 알아보았다고 한다. 딸이 챙겨준 음식을 끼니마다 챙겨먹는 것은 물론, 당뇨에 조금이라도 효능이 있다는 한약재들은 지푸라기라도 잡는 심정으로 먹어보지 않은 것이 없을 정도다. 그런데 오죽잎 차를 마시기 시작한지 6개월 만에 몸에 변화가 일어났다.

"제가 전에 눈 수술하고 나서 눈이 안 좋아서 안경을 안 쓰고 못 다닐 정도였는데, 오죽잎 먹고 나서는 제일 좋아진 것이 눈이고요. 그리고 당뇨 혈당 수치가 떨어진 것 같아요."

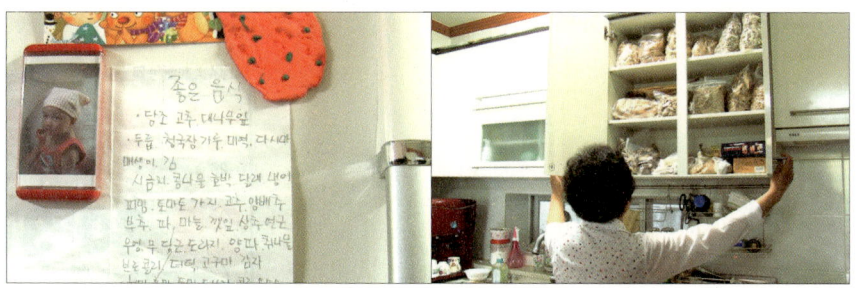

| 냉장고에 있는 음식리스트와 찬장의 한약재

현재 김씨의 혈당 수치는 120mg/dl내외로, 안정적으로 유지되고 있다.

오죽의 효능 실험
망막혈관실험

당뇨병을 앓고 있는 실험용 쥐에게 오죽 추출물을 먹인 후 변화를 관찰하였다. 두 달간 오죽 추출물을 먹은 실험용 쥐, 가장 큰 변화를 보인 것은 눈의 망막 혈관이었다. 쥐의 망막 혈관이 정상 수준으로 회복 된 것이다. 오죽에 포함된 혈관 보호 물질인 세로토닌과 루테올린 성분은 당뇨로 인한 안과질환을 극복하는데 도움이 될 수 있다.

오죽 추출물을 당뇨를 유발시킨 쥐에게 투여하였을 때 당뇨 합병증으로 인한 눈의 문제가 개선되거나 예방되는 것을 확인할 수 있었습니다.

엄병현 강릉 KIST(한국 과학기술 연구원) 박사

 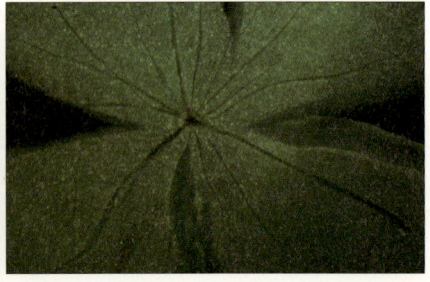

| 망막 혈관을 비교한 현미경 사진

현미 동충하초

●

당뇨 잡는 약초 박사, 성재모

강원도 횡성의 깊은 야산에서는, 매일 숲 속에서 불로장생의 비밀을 가진 특별한 약초를 찾는다는 성재모박사를 만날 수 있다. 성재모박사가 찾은 것은 신비의 약초로 알려진 동충하초다. 이는 진시황과 양귀비가 젊음을 위해 즐겨 먹던 약초로도 널리 알려져 있다. 겨울에는 곤충이던 것이 여름이 되면 버섯으로 변한다는 의미로 붙여진 이름을 가진 동충하초. 즉 동충하초는 곤충의 몸을 숙주 삼아 자라는 버섯인 셈이다.

"일반 버섯은 대개 식물과 균이 합쳐진 것이잖아요. 나무에 배양하니까요. 동충하초는 식물, 동물, 균이 합쳐진 거예요. 세가지가 합쳐져서 다른 것 보다 우수하다고 볼 수 있죠. 제가 동충하초를 연구한 것이 41살부터거든요. 그땐 약을 옆에 끼고 살았어요. 그 정도로 몸이 약했는데, 동충하초를 안 먹었으면 당뇨 같은 것도 문제가 되겠죠. 그런데 동충하초 때문에 당뇨나 고혈압 같은 게 전혀 없으니까요."

〈동의보감〉에도 소갈, 즉 당뇨를 다스리는 약재로 뽕나무가 소개되고 있는데, 이런 뽕나무를 먹고 자라는 누에의 균사체가 동충하초이기 때문에 소갈, 즉 당뇨 치료의 처방에 널리 이용되어 왔습니다.

최강진 'o' 한의원 원장

동충하초가 자신의 건강을 지켜준 특별한 명약이라 믿는 성박사는 지난 30년 동안 전세계를 직접 누비며 동충하초의 표본을 수집하였다. 1만 7천개가 넘는 다양한 종류의 동충하초 중에서도 가장 귀하게 여기는 것이 따로 있다.

재배하는 동충하초?

성박사는 집에서 동충하초를 재배하고 있다. 동충하초가 300종류가 넘는데, 그 중 성박사가 개발을 해서 특별한 동충하초를 배양시켰다. 동충하초는 곤충의 몸에서 기생한다고 알려져 있지만, 성박사는 곤충도 화분도 아닌 현미에서 자라도록 배양시켰다. 주황빛의 오묘한 빛깔을 뿜어내는 현미 동충하초는, 누에 동충하초에서 버섯균을 뽑아내어 현미에 배양시켜 키운다. 현미에 균을 배양한지 30일이 지난 동충하초는 당뇨를 극복하는데 도움이 된다. 실제로 이렇게 자란 현미 동충하초로 당뇨를 이겨내고 있다는 사례자가 있어 만나 보았다.

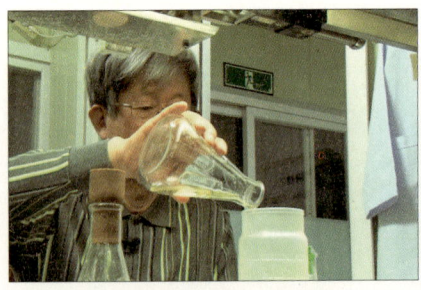
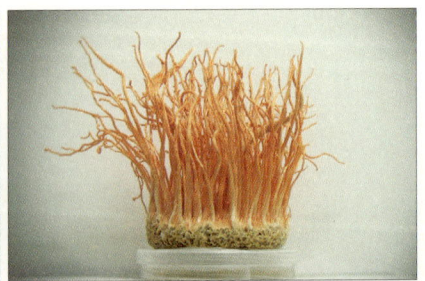

| 재배하는 동충하초와 자라난 동충하초

현미 동충하초

현미 동충하초로 당뇨를 극복하다!

9년 전 나이 마흔에 당뇨 진단을 받은 진연국씨는 한창 왕성한 활동을 할 나이에 당뇨가 찾아왔다. 하지만 가족력이 있던 진씨는 당뇨의 위험을 예견하고 있었다.

"저희 어머님께서 20여 년 동안 당뇨병을 앓으셨어요. 당뇨 합병증으로 돌아가셨거든요. 그래서 저도 당뇨병에 걸릴 위험이 있지 않나 했는데, 어느 날 갑자기 당뇨병이 찾아 왔어요."

당뇨 진단을 받은 후, 인슐린 주사를 맞아야만 겨우 정상 혈당이 유지될 정도로 건강이 악화된 진연국씨는 당뇨로 힘든 시간을 보냈다. 그러던 중 현미 동충하초를 알게 되었고, 현미 동충하초를 끓는 물에 20분간 우려내어 물 대신 꾸준히 마시기 시작했다. 그렇게 1년이 채 지나지 않아 몸에 변화가 왔다.

"아침에 일어나면 다르거든요. 몸이 개운해지고, 일단 힘이 생기니까 남자로서의 역할도 잘 할 수 있을 것 같죠. 당뇨 때문에 먹는 것도 있지만, 먹어서 몸이 좋아지니까 계속 먹을 생각이에요."

매일 아침마다 몸이 달라진 것을 느낀다는 진연국씨의 건강 상태는 어떨까? 인슐린 주사도 끊었다는 그의 공복 혈당은 현재 94mg/dl로 안정적이다.

현미 동충하초 실험

당뇨병이 걸린 쥐에게 동충하초 추출물을 먹인 후, 변화를 관찰하였다. 한달 후, 쥐의 혈당 수치가 정상 수준으로 유지되는 것을 관찰할 수 있었다.

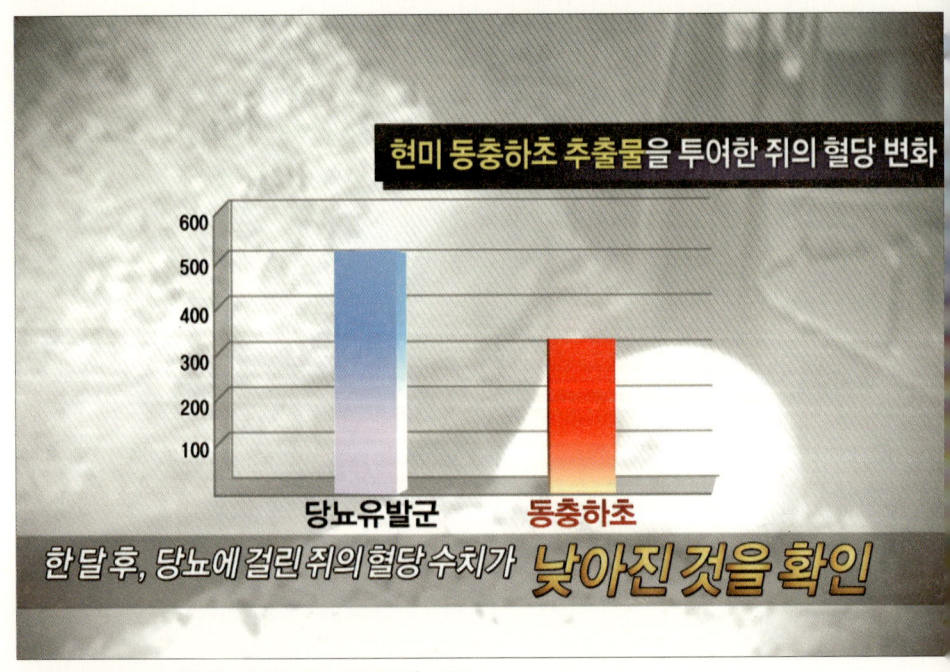

| 현미 동충하초 추출물을 투여한 쥐의 혈당 변화 그래프

동충하초를 먹게 되면 일반적으로 당뇨 유발에서 기인하는 물의 섭취량을 줄일 수 있다는 것을 알 수 있었고, 동충하초를 먹인 쥐에서는 혈당 수치가 감소했다는 것을 알 수 있었습니다.

김태웅 강원대학교 생명과학부 생화학과 교수

돼지감자

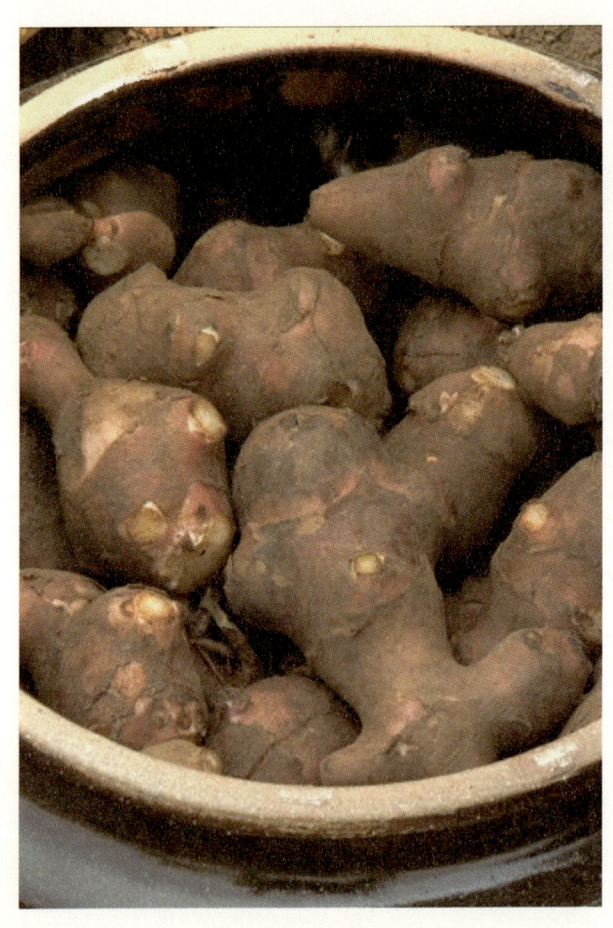

천연 인슐린, 돼지감자

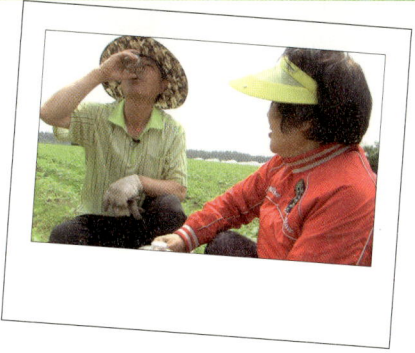

전라남도 화순에 혈당을 조절하는 천연 인슐린이 있다. 정승곤씨가 건강을 되찾은 비법이라고 소개한 뚱딴지 감자가 그것이다.

"이것이 뚱딴지 감자 입니다. 일명 돼지감자라고도 부르고, 대감이라고도 부릅니다."

생김새가 통통하고 못생겨 돼지감자라 불리는데, 가을엔 해바라기를 닮은 꽃을 피우고 그 뿌리를 캐서 먹는다. 봄부터 여름까지 정성으로 키워내야만 귀한 대접을 받을 수 있다.

"돼지감자 자체에 당분이 있어서 맛이 답니다. 요리해서도 먹고, 갈아서도 먹어요. 집에서 수시로 먹고 있어요. 이것을 먹고 당뇨가 나아져서 모든 것이 건강하게 되었습니다."

돼지감자를 오래 먹기 위해, 정씨는 돼지감자를 말려 분말 상태로 만든다. 돼지감자는 수분이 많기 때문에 보관이 어려워 바로 썰어서 말린다. 햇빛과 바람에 건조시킨 돼지감자는 그대로 차를 끓여 먹을 수도 있지만, 1년 내내 먹기 위해서 분말상태로 만들어 두는 것이 좋다.

돼지감자가 지켜준
건강 그리고 사랑

지금은 건강한 모습이지만, 정씨는 10년 전만해도 당뇨로 힘든 나날을 보냈다. 젊은 시절 애주가였다는 정승곤씨는 잦은 소변과 피로감으로 찾았던 병원에서 당뇨 진단을 받았다.

"화장실에 가서 소변을 보는데, 다른 사람보다 거품이 심하게 일어나는 것 같더라고요. 그래서 검사를 했더니, 혈당수치가 300~400mg/dl에 가까웠어요."

광주에서 미용실을 운영하던 아내 김금주씨는 손님으로부터 돼지감자가 좋다는 말을 듣고 곧바로 귀농을 결심하였다. 남편을 위해 먹기 시작한 돼지감자지만, 아내 김금주씨도 돼지감자를 먹고 건강을 지키고 있다.

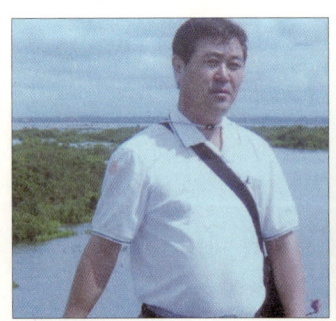 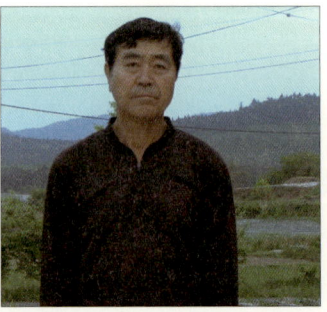

| 살찌기 전 후 사진

60세의 나이라고는 믿기지 않을 정도로 매끈한 피부를 유지하고 있는 김씨는 돼지감자로 건강과 부부금실까지 지키고 있다고 귀띔한다.

"피부에도 좋고, 관절에도 좋고, 안 좋은 데가 없어요. 보약 먹을 필요가 없어요."

남편 정씨의 식후 혈당도 정상으로 잘 유지되고 있다. 정씨는 예전에 80킬로그램의 거구였는데 돼지감자를 먹은 이후 72킬로그램으로 배도 들어가고 건강하게 지내고 있다. 칼로리가 낮고 식이섬유가 풍부한 돼지감자로 당뇨 극복은 물론 다이어트 효과까지 얻은 것이다.

돼지감자에는 저장다당류의 일종인 이눌린이 풍부한데요. 이눌린은 정상 혈당을 유지할 수 있도록 도움을 줄 수 있어 혈당 조절이 중요한 당뇨 환자들에게 도움이 되는 식품이라고 할 수 있습니다. 또한 체내의 중성지방 농도를 줄이는데 도움이 되어 당뇨에 따른 각종 합병증 예방에도 도움이 된다고 알려져 있습니다.

김혜영 용인대학교 식품영양과 교수

일반감자 vs 돼지감자

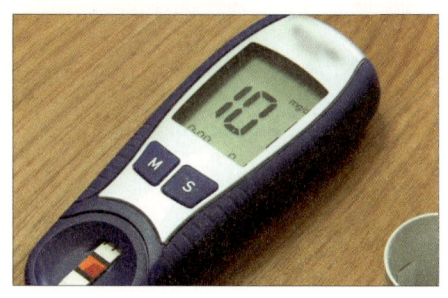
| 당도 체크하는 중

일반 감자에 비해 단맛이 강하다는 돼지감자. 정확한 비교를 위해

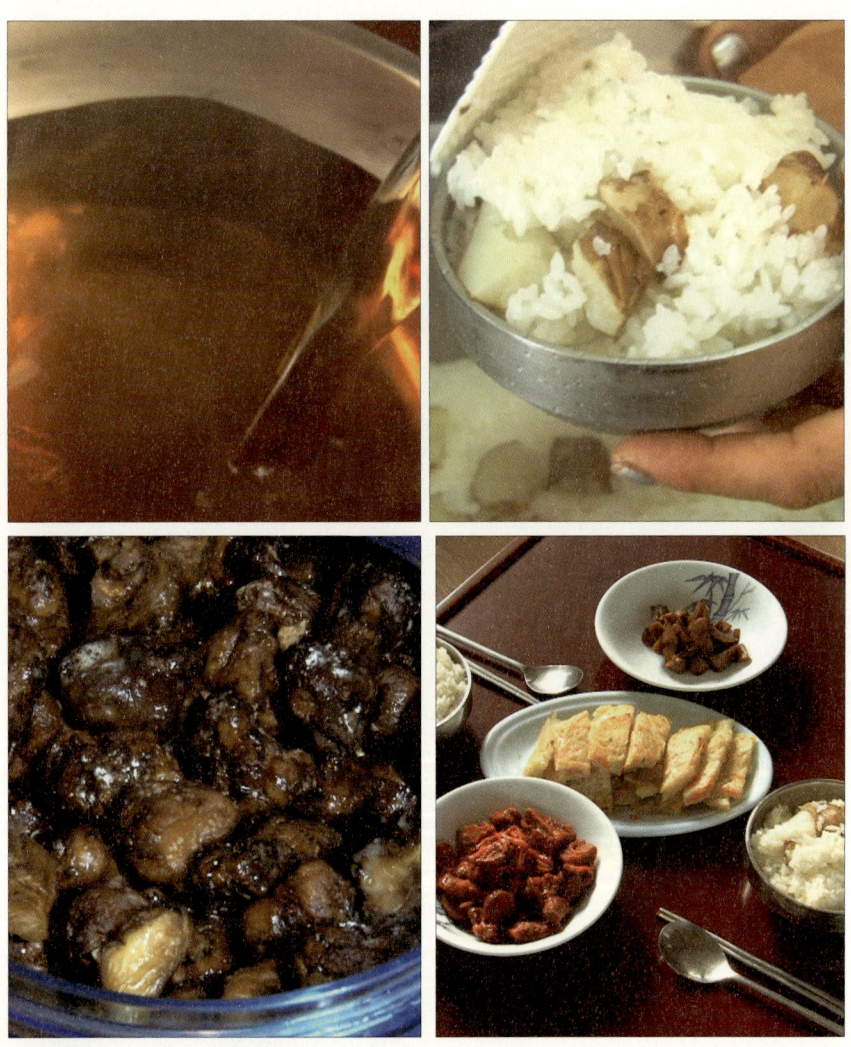

| 돼지감자로 만든 차, 밥, 장아찌, 전

당도를 측정해 보았다. 우리가 흔히 먹는 감자의 당도는 4브릭스. 돼지감자는 15.3브릭스나 된다. 평균 13브릭스인 파인애플보다도 높은 당도를 가진 돼지감자. 단 음식을 피해야 하는 당뇨 환자들에게 당도가 높은 돼지감자가 안전한 음식일까?

돼지감자의 단 맛을 내는 성분인 이눌린은 소화가 되면 포도당이 아닌 과당으로 분해가 되고요. 식이섬유도 풍부해서 적당량을 섭취하면 포만감을 줄 수 있기 때문에 다른 탄수화물 식품을 적게 먹을 수 있게 해서 혈당을 올릴 위험을 낮춰 줄 수 있습니다.

김혜영 용인대학교 식품영양과 교수

전문가의 의견은, 돼지감자는 혈당에 영향을 미치는 포도당이 아닌 과당으로 분해 되기에 당뇨환자가 섭취해도 안전하다고 한다.

돼지감자
보물창고

아내 김금주씨는 돼지감자로 만든 밑반찬이 자신의 보물이라고 한다. 못생긴 돼지감자도 귀한 보물로 탄생시킨다는 김씨의 손맛을 통해 돼지감자는 훌륭한 음식이 된다.

"효소가 수십, 수백 가지가 있어요. 7년 된 제가 제일 사랑하는 돼지감자 장아찌도 있고요. 깍두기도 할 수 있고, 김칫국도 끓일 수 있고, 절임도 할 수 있고. 이것은 약방의 감초나 똑같아요. 못 만드는 요리가 없어요."

과거에 먹을 것이 귀하던 시절에는 요긴한 먹거리였지만, 점차 가축의 사료로만 사용되던 돼지감자가 정씨 부부를 통해 귀한 음식으로 재탄생되었다. 맛은 물론이고 건강까지 되찾아 주었으니, 부부에겐 이것이 진정한 건강 밥상이다. 밥을 먹고 난 후, 입가심을 위한 물 역시, 말린 돼지감자를 넣어 끓인 차를 마신다.

"돼지감자는 삼시 세끼 밥 먹을 때 함께 먹기 때문에 질리지도 않고, 맛있고. 앞으로 살아 있는 이상 돼지감자를 계속 먹을 겁니다."

궁금해요!

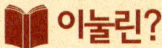 **이눌린?**

우엉이나 민들레와 같은 주로 국화과 식물의 뿌리나 줄기에 많은 이눌린은 체내의 혈당을 조절해 천연 인슐린으로도 불린다. 돼지감자에는 영양소의 절반 이상이 이눌린 성분으로 구성되어 있다.

당조고추

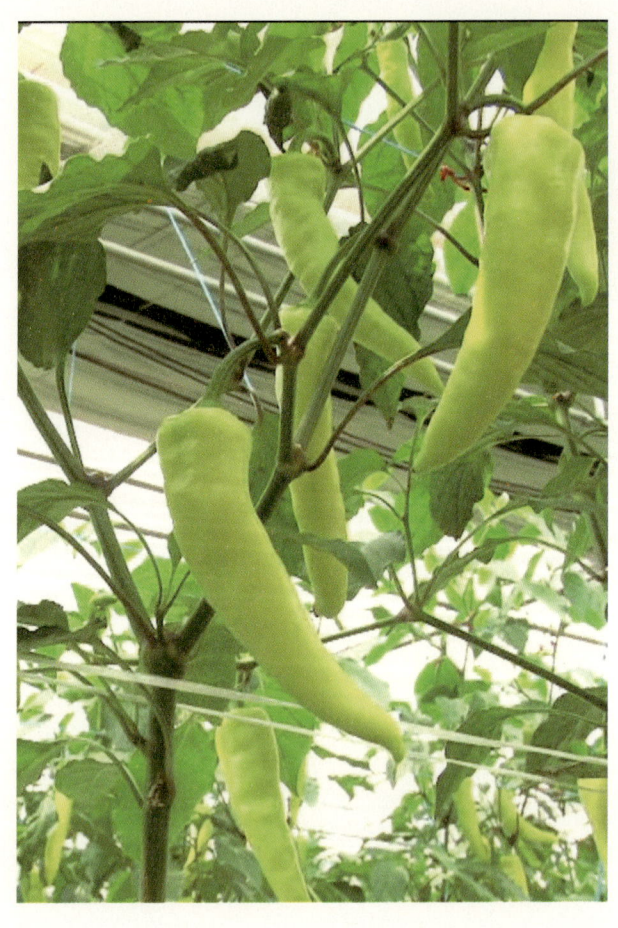

살아야 한다! 살고 싶다!

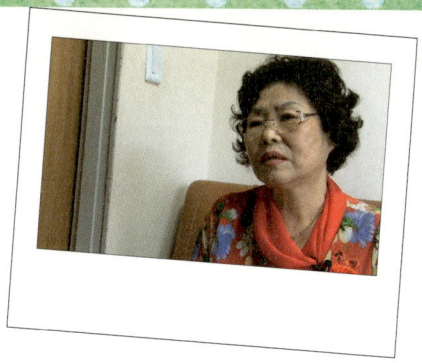

51세에 당뇨 진단을 받고 53세에 합병증으로 고통을 받았다는 이경순씨는, 인천의 한 아파트에 살고 있다. 당뇨진단 후 바로 당뇨합병증으로 진행되었다는 이경순씨. 심장 쪽에 혈액이 잘 공급되지 않는 '관상동맥경화증'이라는 병을 얻어 큰 수술을 받았고, 그 뒤로는 자궁암까지 발견되어 또다시 수술대에 오를 수 밖에 없을 만큼 죽을 고비를 여러 번 넘겼다.

"저는 정말 죽을 뻔 했어요. 당뇨 때문에 상처가 안 아물어서 가슴의 수술 부위를다 뜯고 벌리고 살았어요. 당뇨하고 암하고 치매. 어떤게 무섭냐고 묻는다면, 저는 당뇨라고 말하고 싶어요. 한마디로 피를 말리고 죽는 거?"

이경순씨이 이전 상태는 공복 혈당이 152mg/dl로, 당뇨 판정 기준치인 126mg/dl보다 높은 수치였다. 이씨는 처음에는 기계로 혈당 수치 측정이 불가능할 정도로 혈당이 높았던 적도 있었다고 한다. 삶을 포기하고 싶을 때도 있었지만, 사랑하는 가족들을 위해 건강을 되찾기로 결심하였다.

"당뇨병의 심각성을 알고 여러 가지 수술을 했잖아요. 심장 수술에

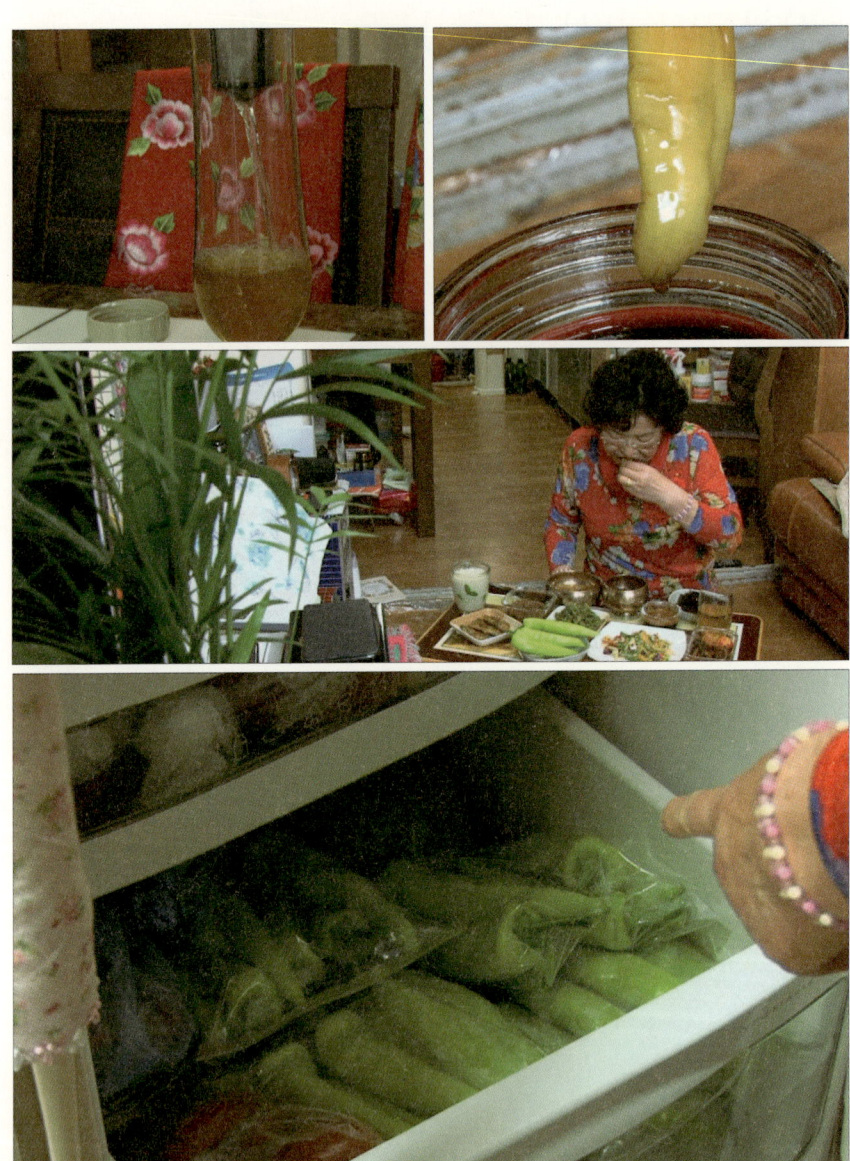

| 당조고추로 만든 차, 장아찌, 고추밥상과 냉장고에 가득한 당조고추

서부터 암 수술까지 하고 그때부터 정신 바짝 차리고 이렇게 해 가지고는 안되겠다. 먹거리를 제대로 해야겠다 해서 그 때부터 이제 먹거리를 신경 쓰게 된 거예요."

당뇨 극복 프로젝트

이씨가 당뇨 치유를 위해 가장 먼저 바꾼 것이 바로 식단이다. 산에 직접 다니면서 제철에 채취한 나물과 채소로 발효액을 만들어 반찬과 조미료를 대신하고 식이요법 노트를 만들어 틈나는 대로 공부를 하면서 식사 조절을 하였다. 하지만 이씨가 가장 중요하게 생각하는 비법은 바로 고추다. 일반 고추와는 그 모양과 맛이 조금 다른 당조고추. 일반 고추보다 더 크고 연한 빛깔이 특징이다. 매 끼니마다 등장할 만큼 늘 당조고추를 챙겨먹는다는 고추애호가 이경순씨. 직접 담근 간장으로 고추장아찌까지 만들었다. 이렇게 고추밥상을 차려 먹은 지 4년. 그 동안 혈당 조절을 위해 뽕잎도 먹어보고, 꾸지뽕도 다려서 마셔봤지만 이씨의 혈당 조절에는 당조고추가 가장 효과적이었다.

"제가 인슐린 11년 맞았거든요. 지금 인슐린 11년 맞은 것도 끊고 지금 약도 끊으려고 노력하고 있어요. 당뇨는 완치가 없으니까 친구로 생각하고 평생 같이 가야죠."

이씨는 당조 고춧잎을 잘 말려 뜨거운 물을 부어 차처럼 즐기기도 한다. 무엇보다 당조 고춧잎 차의 장점은, 외출을 하거나 운동을 할 때 간편히 들고 다니며 수시로 마실 수 있다는 점이다. 녹차와 비슷하지만 떫지 않은 부드러운 맛이 특징이다. 실제로 일반 고추의 영양성분을 보면, 고추보다 고춧잎에 칼슘이나 비타민 성분이 더 풍부하다고 한다.

식품에 따라서는 열매보다는 잎이나 줄기에 영양성분이 더 많이 들어 있기도 합니다. 예를 들어서 포도 잎이나 포도 줄기, 또 땅콩 잎 같은 경우에도 항산화 효과를 가진 레스베라트롤 같은 기능성 물질이 들어있고요. 또 당조고추보다는 고춧잎에 3배 이상 더 들어 있는 것으로 보고 되고 있습니다.

백옥희 한림대학교 식품영양학과 교수

당뇨를 조절해주는 고추!

인슐린 주사를 끊게 해주고 정상 혈당을 되찾아준 당조 고추는 무엇일까? 지난 2008년 농촌 진흥청과 한 대학 연구소가 공동으로 연구한 발표에 따르면, 당조고추는 당뇨 환자의 혈당을 조절해주는 기능성 고추로 소개되어 있다. 그 이름 또한 당뇨를 조절해 준다는 앞글자를 따서 당조고추라고 붙여졌다.

당조고추는 AGI 라고 하는 '알파 글루코신 이니비터' 성분이 일반 고추보다 많게는 5배, 적게는 3배 정도 들어 있어서 혈당 상승을 억제해 주는 효과가 있어요.

박동복 'ㅈ' 종묘 농산 대한민국 종자 명장

당조고추 속에 많이 들어있다는 AGI 성분은 탄수화물의 소화 흡수율을 낮춰주는 물질인데, 실제 실험 결과 일반 당뇨쥐보다 당조고추 추출물을 주입한 쥐에서 혈당 상승이 억제되고 있는 실험 결과를 확인할 수 있었다.

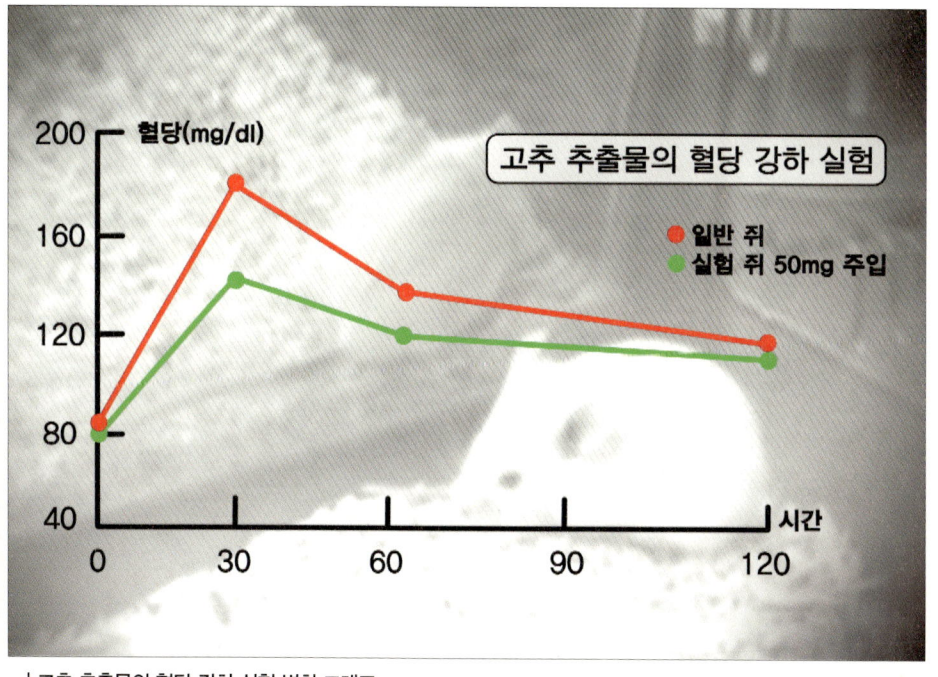

| 고추 추출물의 혈당 강하 실험 변화 그래프

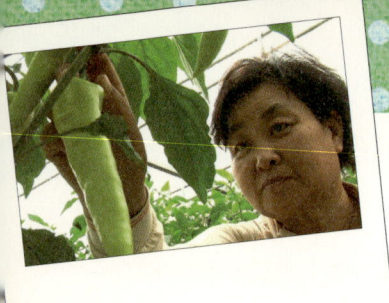

당조고추, 어디서 얻을 수 있나?

당조고추에 대해 더 자세히 알아보기 위해 전라북도 완주에 있는 당조고추 수확현장을 찾았다. 당조고추는 겨울에 고추 종자를 심어 놓으면 5월에 한창 과실을 맺는다.

"큰 열매를 맺는 종자인, 대과종이라 색깔도 예쁘고 수분이 워낙 많아서 서너 개만 드셔도 워낙 커서 포만감을 느낄 수 있습니다."

엄청난 양의 수분을 자랑하는 당조고추. 수확기를 맞아 한창 바쁘다는 농가. 이곳에서 만난 마을주민인 유복자씨는 당뇨병을 앓고 있었는데, 당조고추를 수확하며 틈틈이 먹으며 당뇨를 극복했다.

"내 나이 40대부터 지금까지 투석을 했는데, 그 때는 약이 지금처럼 좋지 않았어요. 당조고추 먹고 당이 떨어져서 인슐린도 떼고, 고추를 주기적으로 먹었어요."

15년 동안 당뇨병을 앓아 온 유복자씨는 당뇨로 인한 합병증인 심부전증으로 지금도 투석을 하고 있지만, 당조고추를 먹고 건강이 호전이 되었다. 하지만 당조고추를 먹을 때, 주의할 점이 있다.

　실제로 AGI 성분은 당조고추에 많이 들어 있어 혈당 강하에 도움을 줍니다. 공복에 먹을 때에는 효과가 없고, 식사와 함께 먹으면 식사에 들어 있는 탄수화물의 흡수를 억제하는 것이기 때문에 식사할 때 같이 드셔야 합니다. 하지만, 당뇨병 환자들은 여러 가지 혈당 강하제나 당뇨병 약을 먹기 때문에 당조고추를 함께 드시면 혈당 강하작용이 너무 심하게 되어서 오히려 저혈당이 올 수도 있습니다. 그럴 경우에는 주치의와 상담을 하여 적정량을 섭취하는 것이 좋겠습니다.

남재현 'ㅍ'병원 내분비내과 전문의

편백나무 톱밥껍질

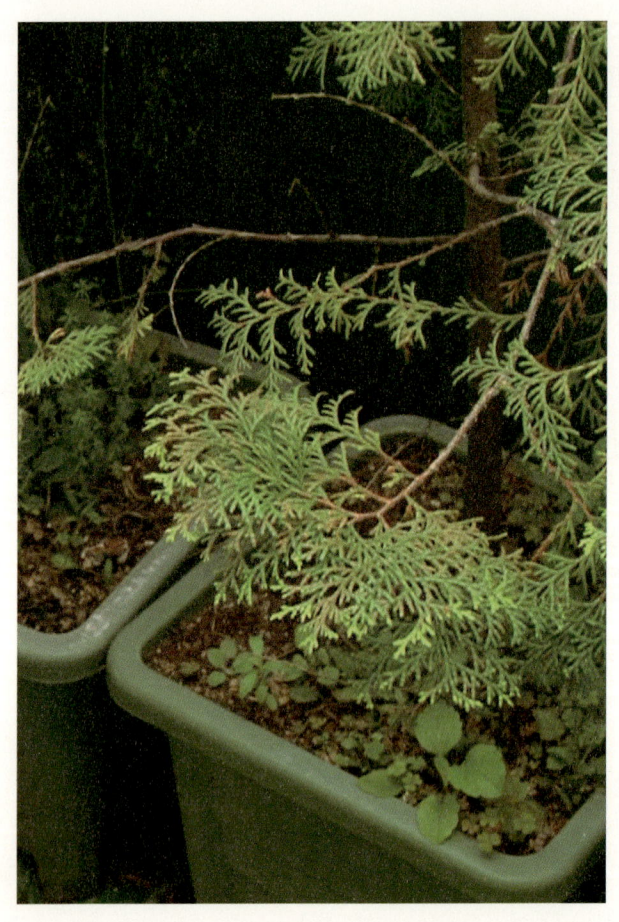

편백나무 공기 사우나

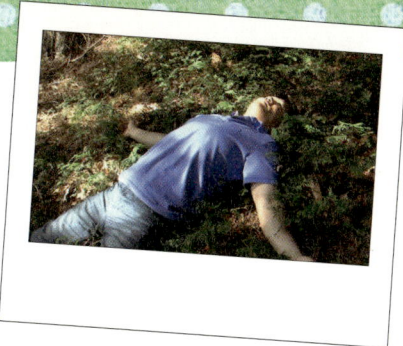

특별한 음식이 아닌 다른 방법으로 당뇨를 극복하고 있다는 사례자가 있는 곳은 전남 순천. 산 좋고 물 좋은 순천의 명물은 높은 키의 나무가 울창한 숲이다.

"누워서 일급 공기를 마시고 있습니다. 이 나무 숲에서 공기 마시기만 해도 몸 안의 독소가 빠지는 느낌입니다. 이게 편백나무 입니다."

편백나무는 측백나무과에 속하는 노송나무로 높이 40미터 이상 크게 성장해 울창한 산림을 자랑하는데, 중국 의학서 〈약성본초〉에는 편백나무가 새 살을 돋게 하고 피를 맑게 해주며, 저림증을 없애주는 약재로 기록되어 있다. 최근에는 피톤치드 물질이 많은 나무로도 유명하다.

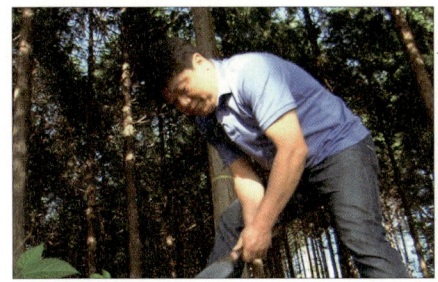

| 톱질하는 사례자

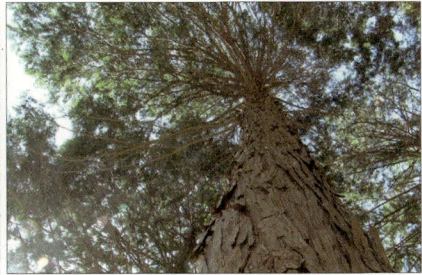

| 편백나무

편백나무로 아내의 당뇨병을 치유했다는 주명신씨. 주씨는 편백나무의 톱밥으로 아내의 당뇨를 치료하고 있다고 말한다. 주씨가 편백나무 숲에서 가져온 톱밥을 꺼내 마치 욕조같이 커다란 나무통에 가득 채우자, 아내 홍경애씨는 톱밥이 가득찬 나무통에 누워 몸을 덮는다. 하루에 한 번 이렇게 톱밥 속에서 찜질을 한다는 홍경애씨. 남편 주씨는 이것이 '편백 효소욕'이라고 설명한다.

"혈당 관리하는 방법이 찜질이에요. 찜질하면 당이 떨어져서 약을 안 먹어도 관리가 돼요."

주씨는 아내가 편백 효소욕을 할 때 편백나무 잎으로 만들었다는 발효액을 물과 섞은 다음 편백나무 톱밥에 뿌려준다. 이렇게 하면 자연적으로 열이 발생해 찜질이 된다는 것이 주씨의 설명이다. 톱밥 속의 온도를 살펴 보니, 70도가 넘었다. 이마에 땀이 송글송글 맺히도록 찜질을 끝낸 홍경애씨는 찜질을 마치자 마자, 톱밥 속에 넣어두었던 달걀을 먹었다.

"일반 계란을 먹으면 단백질이 너무 많아서 당뇨 환자들이 노른자를

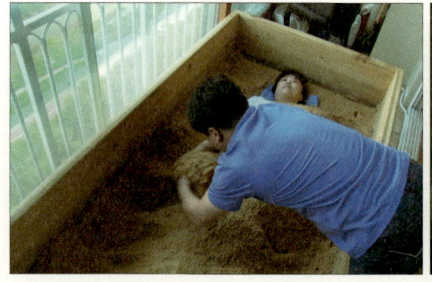 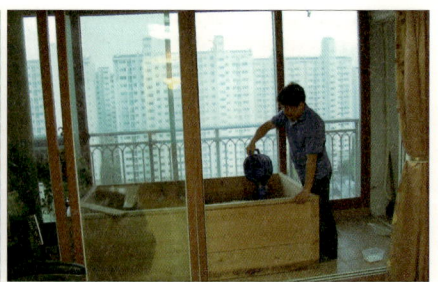

| 나무통에서 편백 효소욕을 하는 아내와 조리개에 효소를 넣어 뿌려주는 남편

못 먹거든요. 그런데 여기 넣어서 먹으면 효소가 침투되어서 그나마 먹고 싶은 달걀을 먹을 수 있어요. 땀을 흘리고 나면, 혈당이 떨어지니까 눈도 안 아프고 머리도 덜 아프고 피곤하고 그런 것도 많이 좋아져요."

사실 아내에게 편백나무 효소찜질을 추천한 것은 남편 주명신씨다. 저체온증이 있던 아내를 위해 찜질을 생각하게 되었다.

"저체온증이 있었어요. 그러다 보니 당뇨나 면역력이 급격히 떨어진다던가 잦은 아픔들이 있어서 자연으로 돌아가고자 한 거죠. 그래서 자연에서 얻을 것을 연구하다 보니 편백나무와 발효액을 알게 된 거죠."

주명신씨는 베란다에서 편백나무를 길러 그 잎으로 직접 발효액을 만들고 있다. 발효액을 섞은 톱밥은 채소의 비료로도 활용하는데, 직접 키운 작물들은 가족들의 훌륭한 주식이 된다.

편백나무 효소 관찰

발효액을 통해 열이 어떻게 발생하는 것일까. 열의 발생원리를 확인하기 위해 편백나무 발효액을 연구해 보았다. 발효액 속에는 10여가지 이상의 수많은 미생물들이 관찰되었다. 전문가의 의견을 들어 보니, 편백나무 잎으로 만든 발효액이 발효 되면서 자연적으로 미생물들이 발생하는데, 발열균의 성질을 이용하여 톱밥찜질이 가능하다고 한다.

편백나무 발효액 속에 함유된 다양한 효모라든지 납두균 같은 경우에는 발열균입니다. 막걸리가 발효될 때 부글 부글 끓어오르는 것처럼 보이는데 이러한 과정에서 상당한 열이 발열이 됩니다. 이러한 발열작용에 의해서 인체에 혈액순환을 원활하게 한다든지 또는 이러한 균들이 혈액에 코팅이 되어서 나쁜 유해균을 억제하거나 제거하는 작용도 합니다.

서범구 'o' 생명과학 연구원

당뇨의 대물림

2년 전 당뇨 진단을 받았다는 홍경애씨는 정상인의 공복혈당이 99mg/dl이하인 것에 비해, 172mg/dl까지 올라가는 위험한 시간을 보냈다. 홍씨의 당뇨병 증세는 목이 타는 소갈증부터 시작되었다. 심지어 목이 너무 말라 불면증까지 왔을 정도였다.

"제가 마흔일 때, 당뇨라고 해서 운동하고 식이요법하면 금방 없어질 거라고 했는데, 그게 아니더라고요. 스트레스를 받거나 소화가 좀 안 되면 200~230mg/dl 그렇게 계속 올라가요."

이런 홍씨의 증상은 친정아버지의 증상과 비슷했다고 홍씨는 말한다. 친정 아버지 역시 소갈증을 보이다가 당뇨병 진단을 받았다. 식후 혈당이 380mg/dl까지 올랐었다는 친정아버지, 그리고 홍씨의 할머니도 당뇨를 앓았었다고 한다.

"할머니도 그때 당시 돌아가실 때, 저혈당으로 뇌출혈로 돌아가셨거든요. 할아버지도 당뇨 합병으로 암. 몸이 차니까 암이 와서 돌아가셨고, 아빠도 당뇨 합병으로 계속 뼈가 안 붙고, 그러는 걸 보면서 가족력도 있겠다 싶었어요. 그런데 마흔에 너무 빨리 찾아오니 하늘이 무너지는 듯 했어요."

당뇨는 유전적인 영향이 큽니다. 부모님이 당뇨가 있다면 당뇨가 생길 확률이 높고, 한 분만 당뇨가 있어도 50%는 당뇨가 발생하는 것으로 알

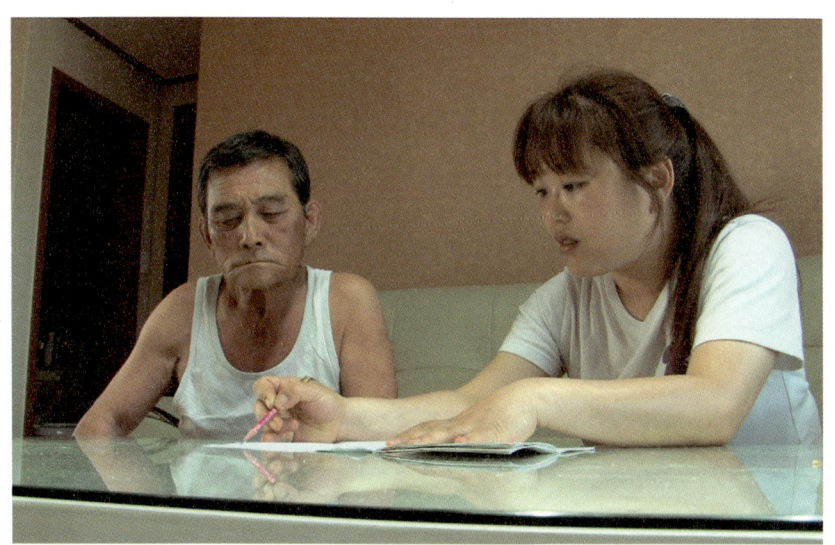

려져 있습니다.

김재영 'ㄷ' 당뇨발 병원 정형외과 전문의

홍씨의 아버지는 자신으로 인해 딸이 고생하는 것 같아 미안한 마음이 크다. 홍씨는 아이들에게만큼은 대물림 되지 않았으면 좋겠다는 고백을 했다. 하지만 편백나무 톱밥 효소찜질을 하고 난 뒤, 홍씨 부녀는 건강을 되찾을 수 있었다. 아버지 홍진복씨는 혈당수치가 떨어져 인슐린 주사도 끊게 되었고, 딸 홍경애씨도 식후 혈당이 정상수치로 떨어져 혈당관리가 잘 되고 있다.

편백나무의 코티솔 효과

당뇨 가족력이 있던 부녀에게 건강을 되 찾아준 편백나무 톱밥 효소 찜질 안에는 어떤 효능이 들어 있을까? 국립산림과학원과 국내 한 대학교는 침엽수종의 정유성분에 대해 연구 하던 중, 편백나무의 스트레스 해소 성분에 주목하였다.

스트레스를 받게 되면 부신피질에서 호르몬이 분비됩니다. 이 호르몬이 코티솔인데요, 스트레스를 받은 쥐에 노출을 시켰을 때 혈중 코티솔 농도가 감소하는지 여부를 조사하였습니다. 스트레스를 받은 쥐에 비해서 스트레스 자극을 주고 정유를 처리하였을 때 쥐의 코티솔 농도가 훨씬 감소하는 것을 보였습니다.

박미진 국립산림과학원 화학미생물과 박사

다른 나무와는 달리 편백나무에는 스트레스 호르몬인 코티솔의 농도를 53%나 감소시키는 효과가 있었다. 이 코티솔의 농도가 감소되면 콜레스테롤이 혈액에 쌓이는 것을 막아주고, 혈압을 떨어뜨려 순환계 안정에 도움을 준다.

스트레스 호르몬 자체가 혈압을 상승시키고 혈당을 높이거든요. 그래서 코티솔이 떨어지면 그만큼 혈압이나 혈당 조절이 잘 될 것 이라고 생각됩니다.

정이안 'ㅊ' 한의원 한의학 박사

쌀눈
•

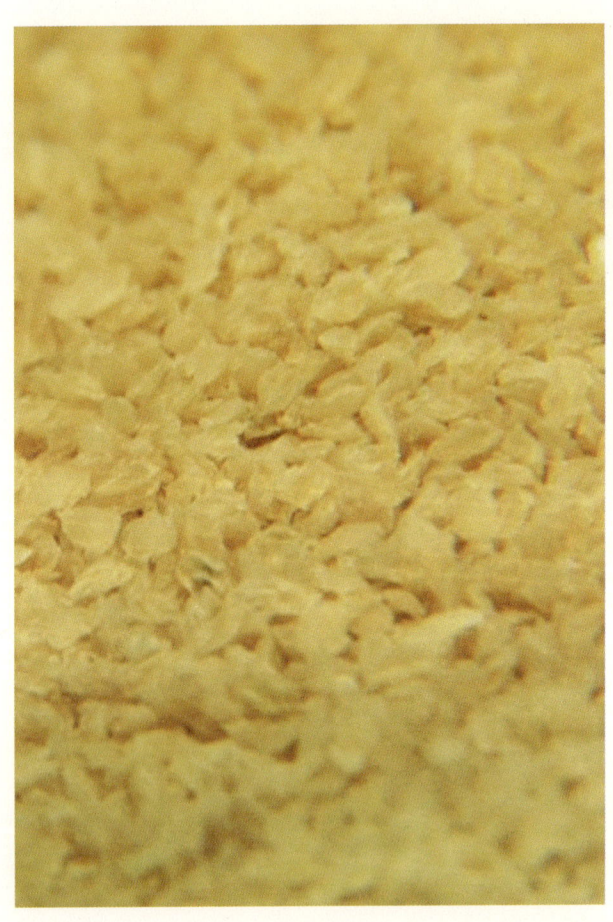

쌀눈으로 지킨 당뇨

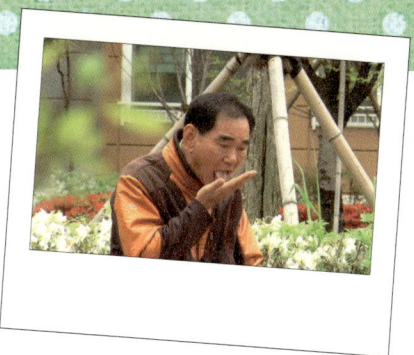

"신이 내린 식품이에요. 혈당이 높았는데 먹고 나서 거짓말처럼 많이 나았어요."

쌀눈을 보물처럼 여긴다는 선석목씨는 쌀눈을 통해 건강을 회복하였기에 신의 식품이라고 주장한다. 쌀눈이란 '씨눈'으로 쌀에서 차지하는 비율이 겨우 2%정도로 매우 작은데 참깨 크기의 3분의 1 정도밖에 되지 않아, 여러 개를 모아 놓지 않고서는 육안으로 구분하기조차 힘들 정도다. 10년 전 당뇨 진단을 받았다는 선석목씨는 2년 전 까지만 해도 공복 혈당 200mg/dl이 넘을 만큼 고혈당이었다.

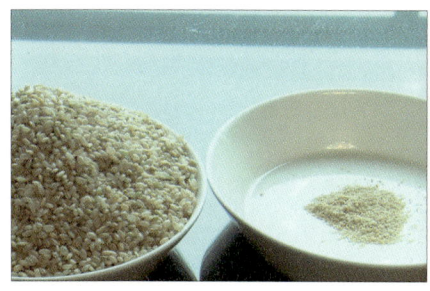 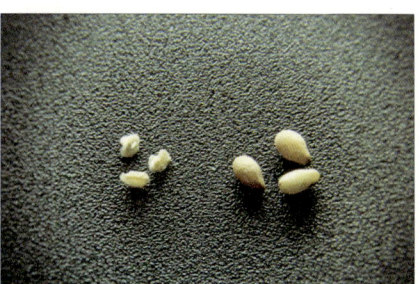

| 쌀눈과 참깨 비교

쌀의 영양성분 분석
쌀눈 영양분의 66%

"처음에는 한 380~400mg/dl가 나왔어요. 약을 먹고 공복에 재니까 214mg/dl정도 나왔죠."

쌀눈을 만나기 전까지는 우울증이 찾아올 만큼 매사에 의욕이 없었고 당뇨 합병증에 대한 공포가 컸다. 마음을 잡고 건강을 위해 현미 식이요법을 시작했지만, 선석목씨는 현미를 먹으면 소화가 안 되는 불편함을 겪었다. 그런 아버지를 위해 아들 선민구씨는 여러 식이요법을 알아보다가 우연히 쌀눈의 효능을 알게 되었다.

"쌀눈이 그만큼 효력이 있을 것이라고는 생각을 못했어요. 사실 먹고 보니까 혈당 수치가 일정하게 안정되었고, 고정이 되고 수치가 낮아지고 그런 걸 느꼈죠. 쌀눈을 만나기 이전엔 생각을 못했죠."

2년간 쌀눈을 먹은 선씨는 250mg/dl이 넘던 식후 혈당이 올 초부터 129mg/dl를 기록하며 정상수치로 돌아왔다. 쌀눈에는 칼슘과 비타민 E, 특히 혈당 수치를 낮춰주는 가바성분이 풍부하다고 알려져 있다. 쌀눈 한 수저에 현미밥 세 그릇을 먹는 것과 같은 가바 성분을 섭취할 수 있는 셈이다. 최근 한 대학교에서는 당뇨 쥐에게 쌀눈의 영양소를 투입하였을 때 혈당이 떨어지는 연구 결과도 얻었다.

쌀 눈에 있는 특정 성분만이 당뇨에 효과가 있는 건 아닌 것 같고, 복합적으로 여러 기능성 성분들이 공동으로 작용을 해서 생리 활성을 높이고, 결국 당뇨나 다른 어떤 질환에도 효과적으로 작용하는 것 같습니다.

고희종 교수 / 서울대학교 식물생산과학부

* 쌀눈, 이렇게 먹자!

쌀눈으로 건강을 되찾았다는 선석목씨의 집에서는 식사 때마다 쌀눈에 빠지지 않는다. 들깨가루처럼 구수한 맛이 나 조미료 대신 사용하기도 한다. 밥을 지을 때에는 처음부터 쌀눈을 넣지 않고 밥이 다 된 다음 백미 위에 쌀눈을 뿌려준다. 이렇게 하면 백미에 골고루 붙어 섭취하기가 편하다.

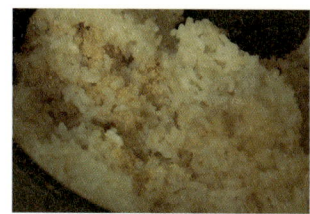 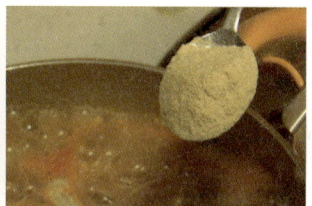

| 밥에 비벼먹거나 된장찌개에 넣어 끓인다

우연히 먹게 된 쌀눈으로 회복하게 된 건강. 쌀눈으로 찾은 건강과 활력을 오래 지키고 싶다는 선석목씨 처럼 꾸준한 관리만 있으면 누구나 당뇨병을 극복할 수 있다고 선씨는 덧붙인다.

꾸지뽕

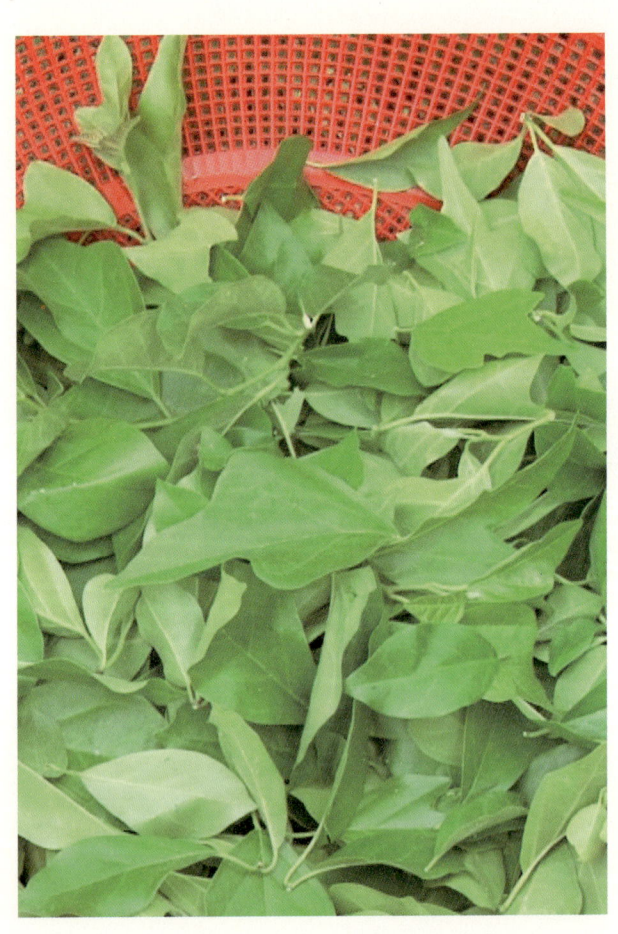

장수마을의 약나무, 꾸지뽕

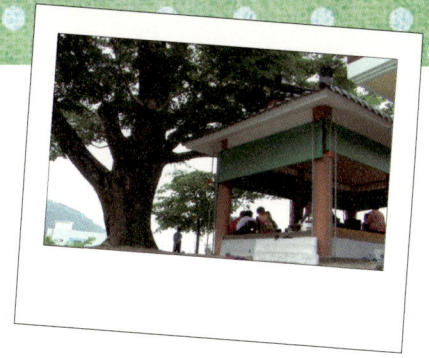

동의보감에 기록된 약용나무는 소나무를 비롯해 무려 150가지에 이르는데, 최근 주목 받기 시작한 특별한 나무가 있다. 전북 김제에 위치한 장수촌에 약나무가 있다고 한다. 이 약나무는 장수촌의 모든 음식에 들어간다고 한다. 이렇게 90세의 고령에도 뛰어난 체력을 자랑하는 장수촌의 비결은 마을 밥상에 숨어 있다.

"칼국수에도 넣어먹고 닭 삶는 데에도 넣고, 돼지고기 삶을 때도 넣고, 찰밥에도 넣고, 뭐 안 먹는 데가 없어. 간에도 좋고 당에도 좋고, 안 좋은 데가 없어."

장수마을의 밥상을 책임지는 약나무는 바로 꾸지뽕이다. 꾸지뽕 새순은 딱 한철인데다 하루 종일 채취해도 그 양이 많지 않아 귀하게 여겨진다. 겨우내 모아두었던 에너지를 처음으로 내미는 새 순에 다 쏟아 부어 그 효능도 뛰어나다. 더욱이 병충해를 입지 않아 농약이 필요 없기에 생식도 가능하다.

"응달에 잘 말려서 차 끓여서 귀한 손님 오면 주지. 아무한테나 안

줘. 귀한 손님만 주는 거에요."

"다리가 관절염으로 아파서 못 걸어 다니는데, 많이 걸어 다니고 좋아졌어요."

꾸지뽕은 뽕나무과로 생김새가 뽕나무와 비슷하다 해서 '굳이 뽕나무다'라고 하여 붙여진 이름이라는 재미있는 이야기가 있다. 하지만 이름만 비슷할 뿐, 가지의 생김새와 열매는 물론 효능에서도 확연한 차이를 보인다.

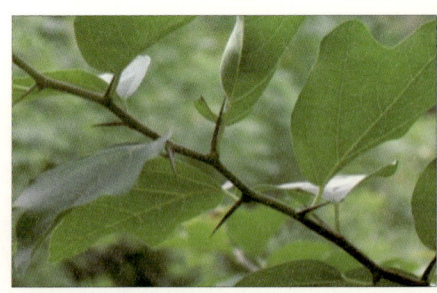 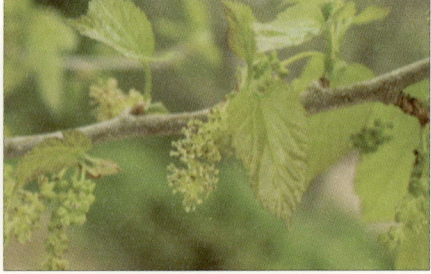

| 꾸지뽕과 뽕나무의 비교

20년 앓던 당뇨와의 이별, 꾸지뽕나무

꾸지뽕으로 건강을 다스렸다는 김일수씨. 김씨가 소일거리로 텃밭을 가꾸는 동안 아내는 한결같이 꾸지뽕을 챙겨 주었다. 그렇기에 지금의 건강을 유지할 수 있었다고 김씨는 말한다.

완치가 없다는 당뇨병으로 지난 20년 동안 시달리던 김일수씨는 당뇨약을 복용했지만, 혈당수치가 300mg/dl까지 치솟곤 했다. 당 수치가 치솟으면서 소변으로 영양분이 빠져나가는 바람에 1~2개월 사이에 20킬로그램이 넘는 급격한 체중변화가 생겼다. 더 심각했던 것은 발가락에 남아 있는 괴사의 흔적으로 짐작할 수 있었다. 3년 전, 일하던 중 생긴 상처가 아물지 않아 위험한 상황까지 치달았다. 당시에는 큰 병원으로 가서 절단을 하라는 이야기까지 들었다.

그때 우연히 꾸지뽕을 알게 되었고 그때부터 하루도 빠지지 않고 아내는 꾸지뽕을 달였다. 가시에 찔리면서도 꾸지뽕 물을 한번도 떨어뜨린 적이 없었다.

"다른 물은 아예 안 잡숫고, 그 물만 계속 잡수시고. 밥도, 약도, 커피도 그 물에 잡숫고 그래요."

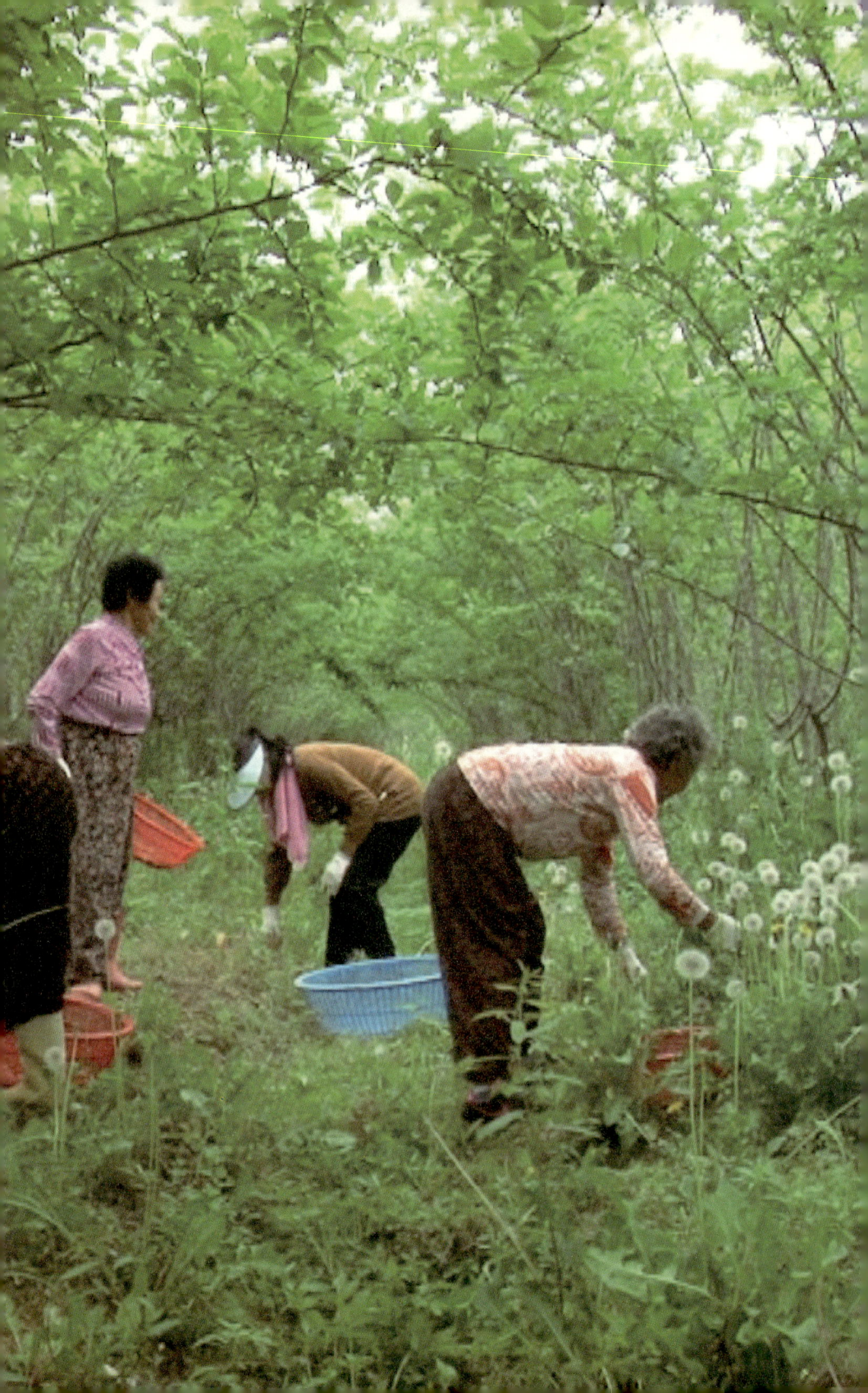

* 꾸지뽕 물 만들기

햇볕에 가지와 잎을 잘 말린다.

솥에서 3시간 이상 푹 달여낸다.

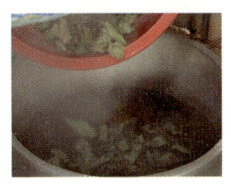

햇볕에 잘 말린 가지와 잎을 직접 불을 지펴 솥에서 3시간 이상 푹 달여 내는 것이 남다른 노하우다. 부뚜막의 매운 연기는 물론 더위와 추위를 견디며 3년 동안 정성스럽게 달여먹은 결과, 김일수씨의 건강은 몰라보게 달라졌다. 약으로도 조절되지 않던 당 수치가 꾸지뽕 물을 먹으면서 점점 내려가기 시작하더니, 최근 식후 혈당이 110mg/dl까지 낮아졌다.

꾸지뽕 나무는 몸에 습기를 없애고 해독을 도와주며 건강상태를 유지하게 하는 효과가 있기 때문에 하체의 습독을 풀어주고 신장 기능을 튼튼하게 해줘서 당뇨에도 효과를 볼 수 있습니다.

김보근 'ㅎ' 한의원 한의사

실제로 한 약학 대학에서 꾸지뽕 근피에서 혈당 강하 효과가 있다는 것을 입증하기도 하였다. 또한, 암세포에 꾸지뽕의 각 부위 추출물을 투여한 결과, 암세포 성장 억제 효과를 보기도 한 논문이 발표 되었다.

함초

갯벌에 핀 보물

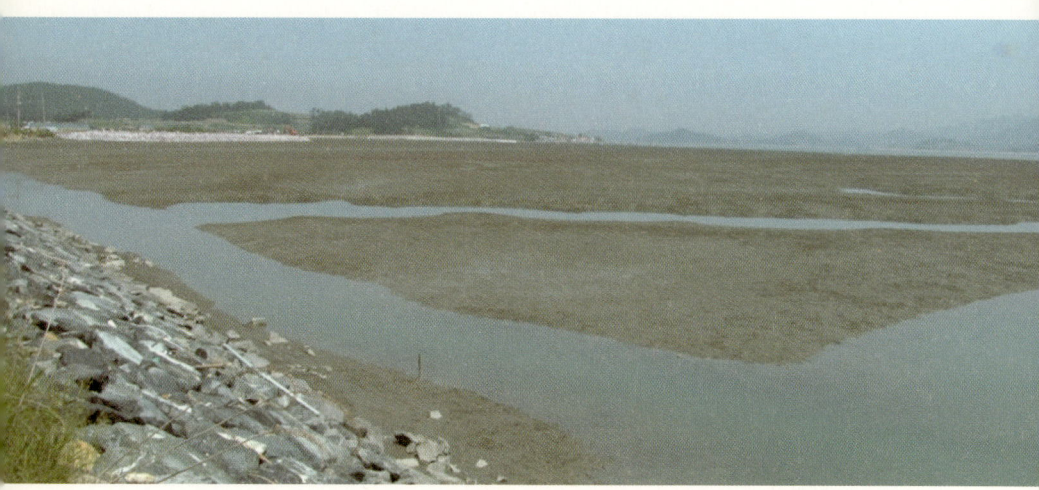

전남 신안군의 한 염전 근처에 소금과 관련이 있는 당뇨 특효약이 있다. 바닷가 갯벌에서 자라는 보물, 함초가 그것이다. 갯벌 주변에서 자라는 함초는 소금기가 많은 땅에서 자라는 염생 식물 중 하나로 마디가 불룩하게 튀어나왔다 해서 '퉁퉁마디'로도 불린다.

사실, 함초는 20여년 전만해도 염전에서 소금생산에 방해가 되는 잡초에 불과했다. 하지만 최근 함초의 성분들이 알려지면서 새로운 건강재료로 떠오르고 있다.

"(마을 주민) 심장병이 있어서 우연히 먹게 되었어요. 발효액도 먹고 나물로도 해 먹고, 병원에서 많이 좋아졌다고 그럽디다."

"한 달에 피곤하면 한 두 번 통풍 때문에 진짜 고생을 많이 했습니다. 그런데 꾸준히 먹었거든요. 지금은 약을 안 먹습니다. 좋아졌습니다."

관절염을 물론, 통풍치료에도 좋다는 함초는 어떤 풀일까? 주로 해안에서 자생하면서 바닷물을 흡수해 자라는 1년생 풀인 함초는, 고대 의학서인 〈신농본초경〉, 〈대화본초〉 등에 한결같이 불로장생의 귀한 식물로 기록되어 있다.

함초는 나트륨, 칼슘, 칼륨, 철분 등 다량의 무기질을 함유하고 있습니다. 또한 필수 지방산과 필수 아미노산을 함유하고 있어서 항산화 작용뿐 아니라 항염증 작용, 항 혈전작용을 하며 혈당을 강화 시키고 지질 강하 하는 작용을 하는 것으로 알려져 있습니다.

조준영 'ㄲ' 한방병원 한의사

미네랄, 아미노산, 섬유질과 같은 필수 영양소를 함유한 함초. 특히 미네랄과 식이섬유는 마늘, 시금치와 비교해 두 배에 이른다.

품목	미네랄(100g/mg)	식이섬유(100g/mg)
마늘	917	1.3
시금치	627	0.8
함초	1993	7.35

출처: 국립수산과학연구소

| 함초에서 기타 식품과의 성분비교표

함초사랑

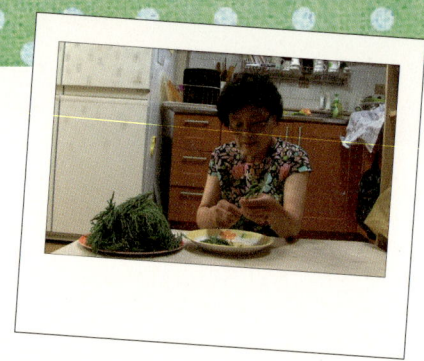

실제로 함초의 효능을 경험하고 함초와 사랑에 빠졌다고 말하는 조제덕씨는 함초로 반찬의 양념을 대신한다.

"제가 당뇨가 한 20년 이상 됐어요. 그래서 밖에 음식은 거의 제가 먹지 말아야 하는 음식들이 많죠. 그래서 가능한 도시락을 싸요."

지난 1996년 당뇨 진단을 받은 조씨는, 불과 6년 전만 해도 혈당수치가 380mg/dl이었다. 이는 합병증을 일으킬 만큼 높은 수치였다.

"굉장히 착잡했죠. 저희 어머니가 친정어머니가 당뇨로 고생을 굉장히 많이 하셨어요. 제가 모시고 살면서 그 뒷바라지를 했거든요. 그래서 나도 어머니하고 똑같은 경로를 겪어야 되나 해서 희망도 없고 자포자기하고 싶은 그런 생각으로 살았어요."

당뇨가 얼마나 힘든 병인지 알기에, 한 때 우울증까지 겹쳐 자살을 생각한 적도 있었다. 다행히도 함초를 먹으면서 당이 잡히기 시작했고, 함초를 꾸준히 복용해 온 지 1년이 되자 다행히 조씨의 혈당 수치는

136mg/dl까지 내려간 상태다.

우리는
부부 함초홍보대사

　조제덕씨는 무엇이든 함께 해주는 남편이 있어서 당뇨를 이겨낼 수 있었다. 남편역시 아내 덕분에 함초 사랑에 빠졌다. 부부는 반찬 양념으로 함초를 먹는 것 외에도 말린 함초를 물에 우려내 차처럼 수시로 마시고 있다.

　"저는 함초를 먹고 너무 좋아졌고, 피부도 많이 좋아졌다고 사람들이 그렇게 얘기 하거든요. 피로를 안 느끼는 사람 같다고. 그래서 저는 막 주위 사람들한테 이야기 하고 싶어요. 누가 인정해 준 건 아닌데, 스스로 함초 홍보대사라고 생각해요."

　하지만 함초를 복용할 때에도 주의점은 있다.

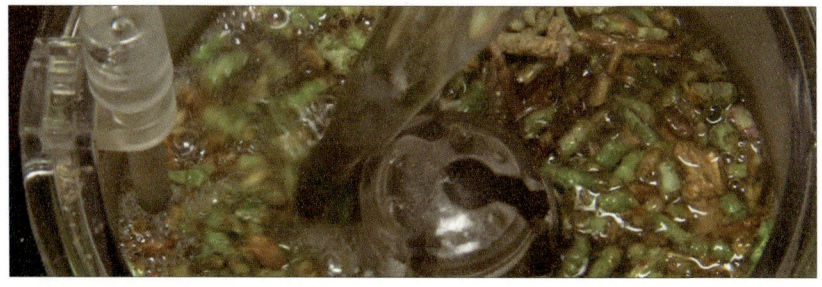
| 우려내는 중인 함초차

함초가 염전에서 자라는 식물이기 때문에 다량의 나트륨과 칼륨을 함유하고 있습니다. 그래서 함초만을 주 식재료로 해서 너무 많이 먹게 되면 그로 인해서 나트륨과 칼륨으로 전해질의 불균형이 초래될 수도 있습니다. 따라서 당뇨병의 치료는 전문가와 상의해서 치료대로 하시고, 함초는 도움을 주는 식재료로서 보조적인 요법으로 사용하면 좋을 것 같습니다.

남재현 'π' 내과 내분비내과 전문의

> **궁금해요!**
>
> **함초에 가장 많이 들어 있는 것은 무엇이죠?**
>
> 함초에 가장 많이 들어있는 성분이 식이섬유다. 이러한 식이섬유가 당분흡수를 낮춰주고 과도한 당분의 이동을 억제시켜 주면서 그 외 비타민 C, E, 베타카로틴 같은 항산화 물질들이 당뇨 인슐린 분비에 좋은 작용을 해서 당뇨에 도움이 되고 있다.

여러가지 방법으로 당뇨를 극복한 사례자들이 있지만, 당뇨에 한가지 음식만을 고집하는 것은 주의해야 한다고 전문가는 말한다.

어느 것이 좋다고 해서 과도한 또는 치중된 식사는, 어떤 경우에도 좋지 않습니다. 당뇨는 현재로서는 완치 방법이 알려져 있지 않습니다. 다만, 합병증을 충분히 예방하실 수 있습니다. 목표 수치에 근접한 혈당 조절이 매우 중요합니다. 더불어 혈압조절, 콜레스테롤 관리, 금연, 운동, 식사조절 이런 것들을 하시면서 통합적으로 관리해 나가는 것이 중요합니다. 또 전문의와의 진료를 통해서 꾸준히 치료를 하신다면 얼마든지 당뇨 합병증을 예방할 수 있습니다.

남재현 'ㅍ' 병원 내분비내과 전문의

천기누설.

chapter 3
효소에 관한 오해와 진실

효소가 있어야만 몸이 움직인다!

그렇다면 좋다, 좋다 말하는 이 효소는 과연 무엇일까?

"침에는 아밀라아제라는 효소가 있어요. 위에는 펩신이라는 효소가 있고, 췌장에는 췌장효소가 있습니다. 그게 우리 몸에서 음식물을 녹여주는 효소가 있고 또 다른 효소는 어떤 효소가 있냐면 보조효소라는 게 있어요. 신진 대사를 잘 돌게 해주는 에너지를 만들 때는 에너지가 잘 돕게 해주는 보조 효소. 도와주는 물질을 효소라고 보면 되겠습니다."

이승남 가정의학과 전문의

우리 몸 속에 효소는 그 종류만 해도 수 천 가지로 우리의 신체 활동을 관여하는 것은 물론, 지구상에 모든 동식물이 건강하게 살아가는데 절대 없어서는 안 될 생명의 근원 물질이라는 것이다. 오랫동안 효소를 연구해 온 신현재 박사는 효소에 대해 이렇게 말한다.

"효소는 사실 우리 몸에 중요한 역할을 하는 단백질 분자를 말합니다. 신진대사를 빠르고 정확하게 일어날 수 있도록 하는 물질이죠. 효소가 없으면 우리는 단 한 순간도 생활 할 수 없어요. 그만큼 효소가 있어야만 몸이 움직이는 거거든요."

효소는 우리 몸에 절대 없어서는 안 될 존재라는 것! 그렇다면 우리가 담가서, 혹은 시중에서 구입을 해서 먹고 있는 효소도 바로 그런 것일까?

효소 발효액에 효소가 없다!

그런데 최근 전문가들 사이에서 효소에 대한 문제 제기가 이루어지고 있었다. 지금 현재 유행인 산야초 효소, 매실 효소 등에는 사실 효소가 거의 들어있지 않다는 것이다! 이건 매우 놀라운 사실인데, 정말일까? 우리는 효소 전문가에게 확인을 해 보았다.

"많은 사람들이 집안에서 과일 채소를 설탕에 버무려서 담가 먹는 액체는 효소액이라고 볼 수 없습니다. 효소가 들어 있냐 들어있지 않냐 물어본다면 효소가 안들어 있을 가능성이 훨씬 높다고 말씀드릴 수 있죠."

신현재 조선대학교 생명화학공학과 박사

효소 전문가 조차 효소가 없다고 한다!

하지만 많은 효소 판매 업체들이 효소라는 것을 판매하고 있고 실제 우리 몸에 필요한 효소가 들어 있다고 말한다.

"저희는 6년 된 거예요. 효소에 180가지 들어간 거예요. 암 예방도 되고요, 아는 선교 목사님이 전립선 혈압, 신장이 나쁘다든가, 3가지 약을 10년 먹었는데 이거 6개월 복용하고 약을 끊었어요."

10년 동안 약으로도 못 고친 병을 효소로 나았다는 것이다. 그들은 자신들의 효소 발효액 97%가 효소라고 한다. 그 말이 사실인지 시중에서 판매되는 4종류의 효소를 구입하여 가장 대표적인 효소 중 하나로, 단백질을 분해하고 염증완화 효과가 있다는 '프로테아제 효소'의 유무를 확인해보았다. 그런데 그 결과는 정말 충격적이었다. 4종류의 효소 발효액 중, 단 한 제품에서만 효소가 검출 된 것이다. 게다가 그 양이 턱없이 미미했다. 자신만만했던 판매자의 말과는 달리 97%는 커녕 효소 기능을 할 수 있는 기준치 양에 5분의 1도 못 미치는 양이었다.

"물 추출 속에 있는 효소가 이미 작용을 하거나 발효 과정에서 결국은 파괴가 되고 소멸이 됩니다. 단 발효액 자체는 흡수하기 편하고 우리가 먹었을 때 소화가 잘 되니까 우리가 쉽게 섭취하는 거지 그 속에 있는 효소 소화효소 대사효소는 거의 없는 것으로 보면 됩니다. 발효효소를 통해서 아주 소량의 효소를 먹는 다 해도 특수처리를 하지 않으면 위에서 다 녹거나 없어질 가능성이 높습

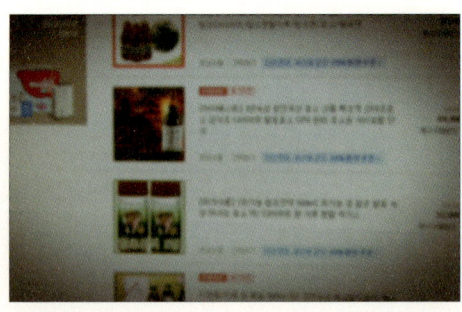
| 효소 사이트

니다."

염창환 가정의학과 전문의

다시 말해 효소식품이라고 말 하려면 인체에 영향을 미칠 만큼의 효소가 다량 들어 있어야 한다는 것인데 발효효소 음료에는 턱없이 적은 효소가 들어있고 그나마도 몸 속에서 기능을 하지 못한다는 것이다.

이승남 원장은 우리 몸 속에 있는 효소들은 침에서 나는 아밀라아제나 위에서 나는 펩신이나, 췌장에서 나는 효소하고 우리가 알고 있고 만들어 먹는 발효 효소가 개념이 완전히 다르다고 말한다. 우리 몸에서 만들어 내는 것이 효소이지, 그것을 인위적으로 비슷하게 만들었다고 똑같은 건 절대 아님을 명심해야 한다는 것이다. 그렇다면 지금까지 우리가 산야초에 설탕을 넣고 만들었던 만병을 치유하던 그것의 정체는 대체 무엇일까?

효소식품이 아닌 발효식품!

한 마디로 말하자면 우리가 먹고 있었던 효소식품은 바로, 미생물을 통해 발효시킨 '발효식품'이었다. 실제로 시중에 판매되고 있는 제품들을 확인해 보았더니 식품유형이 기타발효음료로 표기 되어 있었다.

기타발효음료란 식물성 원료를 미생물 등으로 발효시킨 것을 말한다. 다시 말해 효소식품이 아니라 발효식품이라는 것이다.

그렇다면 발효식품이 왜 효소로 둔갑하게 되었을까? 그 원인은 일본에서 건너온 값비싼 발효식품에서 찾을 수 있다. 1988년도쯤 일본에서 효소라는 단어를 처음 사용하기 시작했고 효소 바람이 불었다.

식물에 설탕을 넣고 발효한 발효액은 원래 농업용이었는데 사람의 몸에도 좋다는 것이 알려지면서 효소식품, 건강음료로 소개가 됐고, 우리나라에까지 효소라는 이름으로 들어왔다. 우리 몸에 효소가 중요하다는 것이 사람들 사이에 알려지면서 발효액 속에 마치 효소가 대량 있는 것처럼 과대광고 되었고 신문광고를 통해 30~40만원에 판매되었다. 일본에서 건너온 발효음료가 이렇게 상업적으로 이용되면서 그 의미가 변질된 것이다.

지금까지 발효 효소의 좋은 점을 공유하고 널리 알려 온 한 인터넷 동호회는 이런 혼란이 야기된 가장 중요한 문제를 제품의 이름에서 찾는다. 똑같은 발효식품인 김치와 고추장, 간장이 자기에 걸맞은 정확한 이름을 갖고 있듯이 각종 산야초나 식재료를 설탕에 버무려서 만들어진 제품은 발효액이라고 부르는 게 가장 정확한 명칭이라는 것이다. 발효액의 일부 구성물질인 효소를 전체화 시켜서 마치 제품 자체가 효소인 것처럼 인식

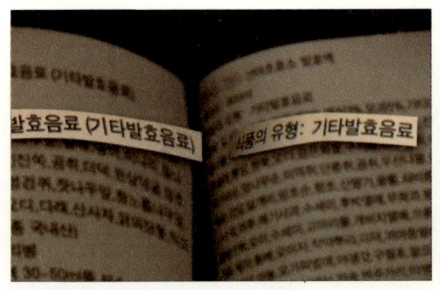 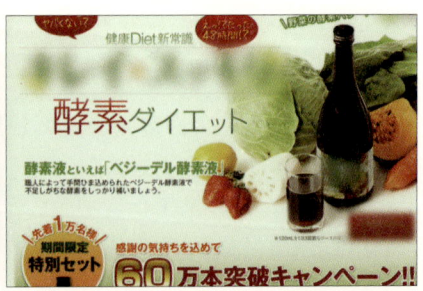

| 효소 병 사진 (좌), 일본 효소 (우)

시킨 것이 문제라는 것이다.

신현재 원장은 이 발효액이 신비의 항암치료제인 것처럼 한 양동이에 수 백 만원에 팔리는 것도 큰 문제라고 말한다. 또, 가정에서 직접 만든 발효액을 효소라고 맹목적으로 믿으면서 잘 발효가 되지 않았음에도 불구하고 병원치료를 거부하고 발효액만 먹어 오히려 건강에 피해를 본 사람도 많다는 것이다. 이승남 원장도 같은 문제를 지적한다.

"제가 아는 분 어머니 아버님이 연세가 많은데 효소가 좋다 해서 6개월 동안 한 달에 삼백 만원씩 사서 먹었어요. 1년 지나서 한 분은 암이 발생하고 한 분은 치매가 발생했어요. 왜? 그걸 맹신하니까 다른걸 안 드시는 거예요. 잘못된 건 뭐냐면 아무리 좋은 건강식품이나 비타민 좋은 게 있더라도 기본적인 생활, 그리고 운동을 하면서.. 자기 성인병을 치료하면서 해야지 이거 한가지로 모두 낫는다는 건 이 세상에 있을 수 없어요."

이승남 가정의학과 원장

발효음료도 건강에 도움이 된다

그렇다면 그 동안 발효액을 먹고 많은 사람들이 병을 치유한 진짜 이유는 무엇일까? 이에 대해 발효액 연구가인 박국문씨는 이렇게 설명한다.

"같은 발효식품인 김치와 된장을 두고 효소가 많아서 더 좋은 김치라

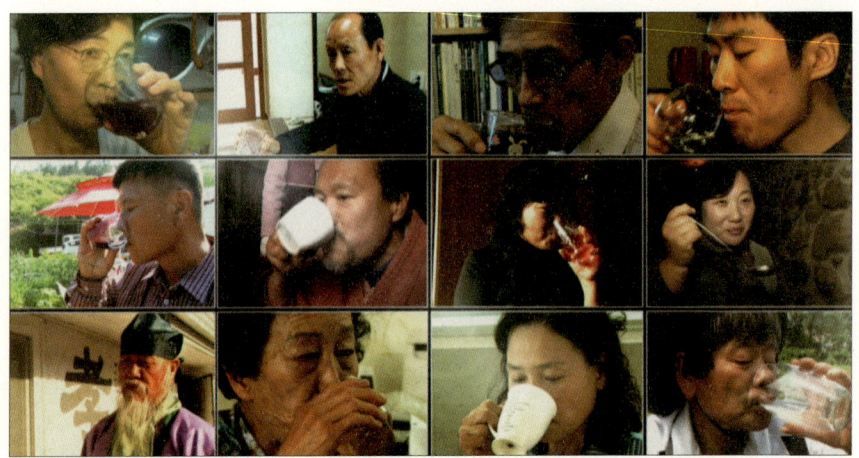
| 사람들이 효소음료를 마시는 모습들

고 표현하지 않잖아요. 마찬가지로 발효액에는 발효액을 만드는 원재료 속에 영양소가 빠져 나와서 건강에 도움을 주는 것 때문에 그것이 중요하지 효소가 들어와서 건강에 도움이 준다 아니다는 잘못된 표현이라고 생각해요. 설탕을 매개로 한 삼투합 작용으로 수분뿐만 아니라 약성이 추출된 추출발효액인 거죠. 약성 성분이 좋은, 우리 몸에 좋은 하나의 음용 발효액이라고 볼 수 있어요."

박국문 발효액 연구가

발효액 안의 효소의 유무와는 상관없이 발효액으로서 식물이 가지고 있는 좋은 성분을 충분히 섭취 할 수 있다는 설명이다. 여기 식물의 약성을 추출하는 발효액의 효능을 몸으로 실감하고 있다는 한 사례자가 있다.

발효액으로
죽을 고비를 넘긴 김정화씨

김정화씨는 2004년 그녀는 직장암 3기 판정을 받았다.

"어느 날 갑자기 대장출혈이 있었어요. 일어서는데 대장출혈이 와르르 쏟아졌어요 그래서 응급실로 갔죠. 덩어리 직경이 6cm. 그 정도면 너무 커서 수술을 못한다고 해서 줄여서 항암치료, 방사선 치료 한 다음에 수술을 했어요."

암세포가 이미 임파선까지 전이 된 상황이라 직장 전체를 잘라냈다. 하지만 그게 끝이 아니었다. 고통스런 수술 후에는 배에 인공항문을 달아야 했다. 다행히 6개월 후 항문 복원수술을 했으나 더 큰 후유증이 기다리고 있었다.

"직장이 거의 없다 보니까 대장에서 내려오는 것만 밀어내니까 계속 나오는 거에요. 계속 시도 때도 없이 나와요 그래서 어떻게 할 도리가 없어요. 남편하고도 미안해서 같이 잠을 못 자요. 딴 방에서 자요. 왜냐면 시도 때도 없이 이불도 망치고 옷도 망치고 하는데 남편하고 같이 있을 수가 없죠. 너무

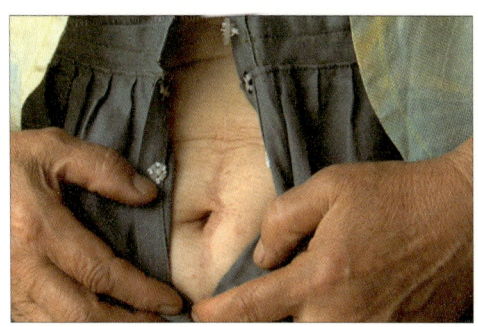

| 할머니 배 사진

힘들었어요 너무 힘들어서 어쩔 때는 두 다리를 뻗고 울기도 했어요. 내가 이렇게 해서까지 살아야 하나 그렇게 울기도 하고."

그 후 김정화씨는 도시 생활을 모두 접고, 남편과 함께 시골로 내려와 힘겨운 투병 생활을 시작했다. 그런데 암투병으로 쇠약해질 대로 쇠약해진 그녀를 일으켜 세워준 것이 바로 발효액이었다. 지인에게서 발효액이 좋다는 말을 듣고 그는 직접 담기 시작했다. 그리고 약이 되는 발효액을 만들기 위해 민간 자격증까지 취득했다.

특히 발효액을 담글 때 필요한 약초에 대해 오랫동안 공부했다. 김정화씨는 발효 액에서 가장 중요한 것이 재료의 선정이라고 말한다. 재료마다 들어있는 약성이 다르고 그 약성이 중요하기 때문에 자기 몸에 맞는 좋은 재료를 골라서 발효 시켜야 좋은 성분이 나온다는 것이다. 그래서 김정화씨는 자신의 몸을 위해 텃밭에 직접 산야초를 키웠다. 텃밭에는 항암효과가 굉장히 높다는 개똥쑥과 와송을 비롯해 암에 좋은 산야초들이 가득했다.

그녀는 산야초에 인위적으로 손을 대지 않고 자연스럽게 자라도록 했다. 그리고 다 자란 것들은 꺾어다가 발효액을 담겼다. 그런데 김정화씨

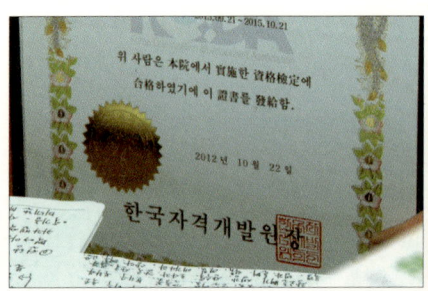
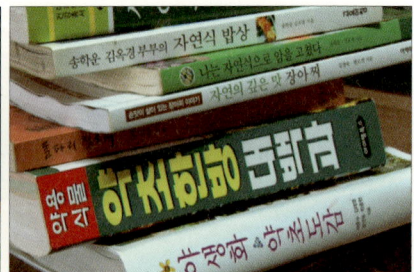

| 자격증 (좌), 약초책 (우)

는 무조건 좋은 약초들을 다 섞어서 한꺼번에 담그지 않았다. 어느 계절에 나는 약초인가, 어떤 효능을 가지고 있는가에 따라 분리해서 담궜다. 그리고 설탕도 대충 감으로 넣는 법 없이 정확히 양을 측정해 넣었다. 기본적으로 설탕과 재료를 1:1로 하지만 쇠비름처럼 물이 많이 나오는 것은 1:1.2, 개똥쑥처럼 즙이 안 나오는 것은 1:0.8로 하였다. 이렇게 산야초의 수분 함량의 따라 설탕양을 조절하는데, 수분이 많은 산야초와 적은 산야초를 함께 넣어주면 식물의 수분이 적당히 섞여 발효에 용이하다고 한다. 이렇게 담근 발효액은 처음 일주일간은 매일 재료를 뒤집어 주고 그 후로는 3~4일에 한 번씩, 내용물을 걸러낸 후에도 수시로 저어준다.

"막 걸러놓으면 3일에 한번쯤으로 저어주지 않으면 곰팡이가 다 껴요 그래서 저어주어야 하고 나중에 시간이 지나면 일주일에 한 번 정도 저어주다가 요즘같이 여름에 기온이 올라가지 않습니까? 그럴 때는 다시 더 자주 저어 줘야 해요"

계절에 따라 온도에 따라 변수가 많은 것이 발효식품이다. 그래서 김정화씨는 꼼꼼하게 표까지 만들어 두고 체크해가며 정성스럽게 관리를 하였다. 지난 10년간 그녀의 삶을 지탱해준 발효액이 항아리 가득 익어가고 있었다.

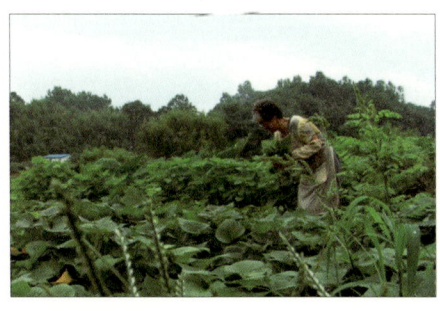
| 약초 텃밭 사진

"이건 개똥쑥과 주로 바위손 항암에 약효가 있는 발효액인데요.

이건 비파와 복분자와 오디에요. 비파가 항암에 아주 좋은 열매입니다. 열매는 열매끼리, 그런데 때로는 부분적으로 어떤 통증이나 증상이 생길 수가 있어서 저는 저 나름대로 위에 좋은 거 조금하고 장에 좋은 거 따로 하고 또 신경이나 관절이나 뼈에 좋은 것을 따로 합니다."

발효가 진행되고 있는 항아리에서는 보글거리면서 기포가 올라오는 소리가 들린다. 발효가 다 되면 이 기포소리가 조용해진다. 김정화씨는 이렇게 해서 보통 3개월의 발효과정을 거치고 1년 7개월 정도 숙성한 후에 먹는다. 그렇게 10년간 하루도 거르지 않고 발효액을 조금씩 물에 희석해 먹어 온 결과, 김정화씨는 지금까지 재발 없이 암의 공포에서 벗어날 수 있었다.

"이것을 먹고 하는 도중에 내 몸이 점점 힘이 생기는 것을 느꼈고요, 피로가 점점 생기지 않았어요. 그래서 아, 내가 조금씩 좋아지고 있구나를 스스로 느꼈어요. 한 4~5년이 되니까 이만하면 살았다라는 생각이 들더라고요. 발효액이 저를 살렸습니다"

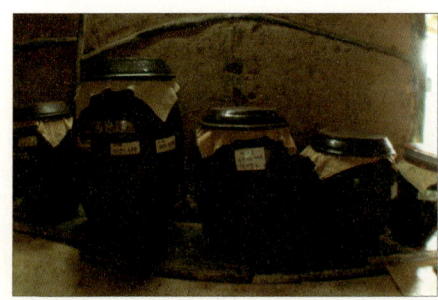

그녀의 말대로 그녀는 5년 생존율을 거뜬히 넘긴 것은 물론, 놀랍게도 지난 5월 의사로부터 완치라는 소견까지 받았다.

| 위 건강, 장건강, 뼈 건강에 좋은 발효액

발효의
이런 점이 좋다!

〈천기누설〉에서 발효액으로 건강을 되찾았다는 이들의 공통점을 살펴보면 가장 중요한 것이 자신들의 병에 맞는 재료를 선택했다는 것이다. 정말 발효액에는 원재료가 가지고 있는 유효한 성분이 남아 있는 것일까? 먼저 암을 예방하고 노화를 방지하는 대표적 물질인 항산화 물질의 유무를 실험을 의뢰해 확인해 본 결과, 놀랍게도 시중 발효액 제품에서 항산화 물질인 폴리페놀과 플라보노이드가 모두 추출됐다. 가정에서 담근 발효액에서 역시 항산화 물질이 존재했다.

"플라보노이드 라든지 폴리페놀은 항산화 능력을 가장 많이 가지고 있는 두 개의 구조 물질이죠. 굉장히 좋은 물질들입니다."

이계호 충남대학교 화학과 교수

"발효과정을 거치면서 그 원재료에 들어 있는 식물영양소인 파이토케미컬 (식물에 있는 항산화물질), 플라보노이드 같은 폴리페놀류의 식물영양소들이 소금 더 많은 양이 소화흡수 되기 쉬운 형태로 몸에 들어오기 때문에 건강에 더 도움이 되는 것은 사실입니다. 하지만 이 발효액 자체로 질병을 치료한다는 것은 조금 위험한 생각일 수 있는데요 여기에는 심리적인 효과, 내가 발효액만 먹는 것이 아니라 건강을 회복하고 질병을 치료하기 위해서 먹는 것도 가급적이면 유기농이고 좋은 식품, 인스턴트 음식을 멀리하고 했던 이런 식습관의 변화도 있을 거고요, 가만히 병실에 누워 있거나 방에만 있는 것이 아니라 산과 들에 다니면서 꾸준히 몸에 자극을 줬던 이런 모든 것들이 내 몸이 더 좋아지고 갖고 있는 질병을 퇴치할 수 있는 데에 긍정적인 자극을 주는 것이지, 발효액만으로 100% 내 몸을 좋게 한다고 할 수는 없는 것입니다."

박용우 가정의학과 전문의

발효액에 효소는 없더라도 식물의 유익한 성분은 충분히 추출돼 건강에 도움이 된다는 것이다. 하지만 생재료로 먹어도 되는 것을 왜 굳이 시간과 정성을 들여 발효액으로 만들어 먹는 것일까?

"발효해서 드시게 되면 흡수율이 굉장히 올라갑니다. 일반적인 가공에서는 고분자 구조로 흡수하게 되는데 발효를 하게 되면 저분자 구조로 바뀝니다. 저분자 구조로 바뀌면 소화 흡수는 굉장히 수월하게 바뀌는 거거든요. 그리고 유효성분이 증가하기도 합니다. 그리고 새로운 유효성분이 생성되기도 하고요, 이러한 발효의 효능 때문에 발효를 자주 하게 되고, 가치를 가지고 있다고 봅니다."

우 호 한의사

전문가들은 생재료로 먹을 때보다 발효액으로 먹으면 재료의 유익한 성분이 더 쉽게 흡수 된다고 한다. 그리고 발효액의 또 다른 장점은 제철이 아니면 맛보기 힘든 재료들을 발효액으로 만들어 오래 두고 먹을 수 있다는 것이다. 〈천기누설〉 출연자 중에 인삼열매를 만나 극적으로 건강을 회복한 민병무씨가 있었다.

"골수이식을 안 했어요. 안 했는데도 스스로 피가 생성이 돼서 수혈을 안 받은지가 거의 2년 가까이 되가요."

하지만 진생베리는 일년에 일주일밖에 볼 수 없는 인삼열매이다. 효능은 뛰어나지만, 일주일밖에 먹을 수 없다는 단점이 있다. 그것을 보완해 준 것이 바로 발효액이었다. 발효액은 오래 두고 먹을 수 있다는 장점이 있는 것이다. 사실 일년 내내 사시사철 나오는 과일이나 채소가 어디 그렇게 흔한가? 하지만 제철에 나는 재료를 사다가 발효를 해두면 사시사철 복용이 가능해지는 것이다.

원재료의 형태는 변화지만 그 맛과 효능을 지속시킬 수 있어 다양한 재료들의 저장법으로 사용되고 있는 것이 발효액이다. 거기에 발효가 되면서 남다른 효능이 더 추가되기도 한다. 그것은 발효과정에서 미생물에 의

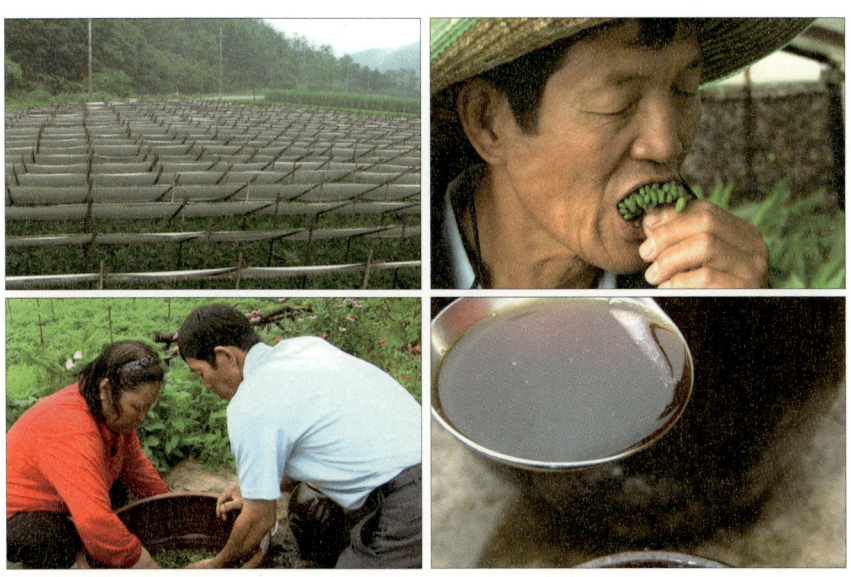

| 진생베리 하우스 | 따서 먹는 아저씨 | 진생베리 담그는 부부 | 진생베리 발효액

해 생성되는 우리 몸에 좋은 유산균이나 효소이다. 발효를 통해 발생하는 이런 유익균은 식품의 저장은 물론 건강에까지 도움을 준다.

그런데!!

발효음료는 단지 설탕물일 뿐이다

"잘못 생각하고 있는 부분이 설탕이 아니다, 라고 생각하기 때문에 많이 드시는 건데 실제로 설탕입니다. 특히 당뇨가 있는 사람들은 굉장히 치명적이에요"

이계호 충남대학교 화학과 교수

내 몸을 살리기 위해 섭취한다는 발효액. 대부분의 발효액은 재료의 양만큼 설탕을 넣어서 만든다. 그런데 발효액을 만드는데 사용하는 설탕의 사용량을 두고 끊임없는 논란이 일고 있다. 이계호 교수는 설탕과 재료를 1대1로 넣으면 설탕의 양이 너무 많아서 삼투압 현상으로 물만 빠져 나오게 된다고 한다. 설탕을 매실에 넣은 경우, 매실 안에 있는 물이 밖으로

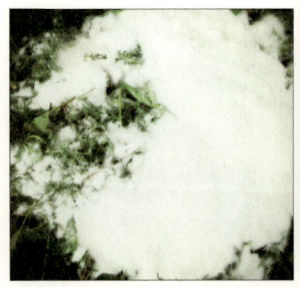 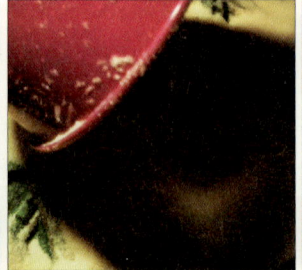 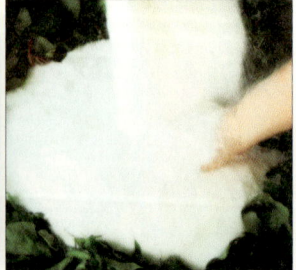

| 설탕 쏟아 붓고 설탕 뿌리고 설탕 쏟고

빠져나오면서 거기서 설탕과 합쳐서 설탕 물이 된다는 것이다. 하지만 발효액을 담그는 대부분의 사람들은 설탕이 발효가 되면서 몸에 해롭지 않다고 믿고 있다. 또한 발효액을 오래 보관하면 설탕의 단맛이 점차 줄어든다고도 믿고 있다.

"십 년 묵혀 놓으면 설탕 맛은 어디 가고 약 효능만 여기 남아서 향이 너무 좋아요."

과연 오랜 숙성만으로도 설탕의 당 성분이 사라질 수 있는 걸까?
그런데 발효액으로 직장암을 극복했다는 김정화씨가 직접 담근 발효액을 전문기관을 통해 분석한 적이 있다고 한다. 그 결과 발효과정을 거치게 되면서 추출물 속의 설탕이 소화 흡수가 빠른 포도당과 과당으로 변한 것을 확인했다고 했다.
그러나 전문가들의 의견은 달랐다.

"인체에 부담을 주는 것은 결국 포도당이거든요. 설탕을 먹으나 설탕을 과당과 포도당으로 분해해 놓은 것을 먹으나 똑같다는 말이죠 결과는. 그러니까 설탕보다 설탕을 분해해 놓은 과장과 포도당을 먹는 것이 낫다고 하는 것은 전혀 근거 없는 이치가 안 맞는 말입니다."

유형준 내분비내과 전문의

발효를 통해 설탕이 소화되기 쉬운 상태로 변화될 수 있지만, 당분은 그대로 존재한다는 것이다. 액체로 마시는 경우 아주 빠른 속도로 흡수가 된다. 당뇨환자의 경우 순식간에 고혈당이 되고 그 상태가 지속되면 콩팥이나 눈 등에 문제가 생기는 만성 합병증이 발생하게 된다. 그런데 발효전문가 박국문씨는 다른 의견을 내놓았다. 설탕이 녹아있는 발효액 속에는 당뇨환자에게 도움이 될 수 있는 또 다른 물질이 존재한다는 것이다.

"당만 먹으면 문제가 되죠. 그러나 발효액 속에는 당만 있는 것이 아니라 보효소도 들어있고 생리활성 물질도 들어있고. 전체가 어우러져서 충분히 당뇨환자라도 드실 수 있다고 생각합니다."

박국문 발효액 연구가

발효액, 당뇨환자는 먹을 수 없다?

당뇨 환자의 발효액 섭취에 대한 전문가들의 의견도 엇갈렸다. 그렇다면 과연 발효액은 당뇨환자에게 괜찮은 걸까? 그런데 여기 발효액에 대해 해 줄 말이 있다는 당뇨사례자가 있다.

올해로 5년째 당뇨병을 앓고 있다는 김혜경씨다. 그는 5년 전 혈당수치가 400mg/dl까지 오를 정도로 위험했다. 하지만 포기하지 않고 꾸준한 운동과 식이요법을 통해 혈당 조절에 각별한 신경을 써 지금은 혈당 수치를 알아볼 수 있다는 당화혈액소 수치가 7.3% 일반인의 보통 수치가 6%를 감안하면 현재도 안심할 상황은 아니지만 매우 호전된 상황이었다. 그런데 얼마 전 그녀의 혈당수치가 심각한 상태에 이른 적이 있었다. 그 원인은 바로 몸에 좋다는 발효액 때문이었다.

"산야초 발효액을 먹었어요. 아는 지인께서 당뇨에 좋다고 해서, 제가 3일 동안 한번 먹어봤는데 혈당이 떨어지지 않고 오히려 혈당이 좀 올라갔어요."

발효액에 적혀있는 복용법대로 발효원액에 물 5배를 넣어 희석시킨 후 하루 한잔씩을 마셨다는 김혜경씨. 평상시 100mg/dl을 꾸준히 유지해오던 공복혈당의 수치가 발효액을 마신 첫째 날과 둘째 날 140mg/dl으로 올랐고, 3일째 됐을 때는 무려 170mg/dl까지 혈당이 높아졌다.

"효소액을 마시고 한 두 시간 뒤에 수치를 재봤더니 혈당수치가 제가 평소에는 보지 못하던 높은 수치로 올라가는 거에요. 발효효소가 몸에 좋을지는 몰라도 일단 당뇨환자인 저한테는 절대로 맞지 않는다고 생각했지요."

당시 김혜경씨가 먹은 발효액의 당도를 측정해 보았다. 무려 57.9% 이는 수박 5통을 한 번에 먹는 것과 비슷한 수치였다. 그렇다면 음용 법대

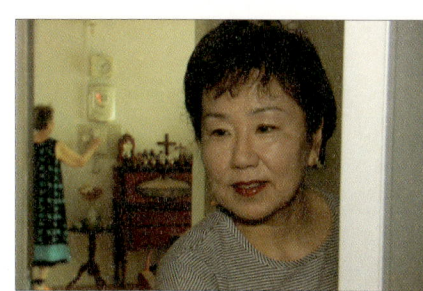 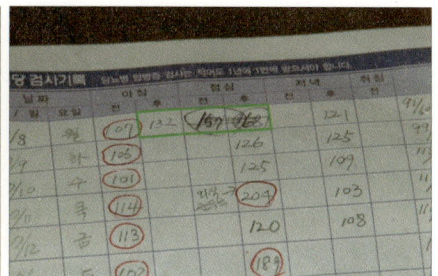

| 김혜경 씨와 당뇨수첩

로 물에 타서 5배로 희석시켜 먹은 음료의 당도는 어떨까. 그 결과 당도는 약 12.8%이다. 이는 우리가 흔히 당뇨 환자들이 피한다고 하는 단맛의 음료보다도 높은 당도였다.

그렇다면 가정에서 담근 것이 아닌, 시중에서 판매되고 있는 다른 발효액의 당도는 과연 얼마나 될까? 시중에서 판매되고 있는 5개 제품을 무작위로 선정해 당도를 측정해보니 다섯 개의 제품들 대부분 당도 50%에 가까운 당수치가 확인되었다. 실제로 농업진흥청에서도 50여 개 발효액의 당도를 조사한 결과, 70%이상의 제품에서 50%이상의 당도가 측정된 것으로 나왔다.

"50%의 당도라는 것은 딸기잼이나 아주 진한 꿀물 정도의 수준을 말합니다. 이 정도가 되면 당지수라고 해서 당을 급격하게 올리는 음식으로 분류하는데 당뇨 환자들 같은 경우에는 특히 인슐린 분비가 잘 안 되기 때문에 급격하게 올라간 당을 쉽게 떨어뜨리지 못하고 고혈당을 유지할 수가 있습니다."

남재현 내분비내과 전문의

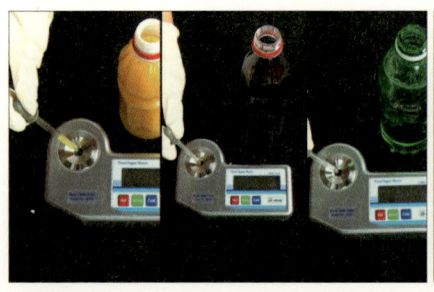 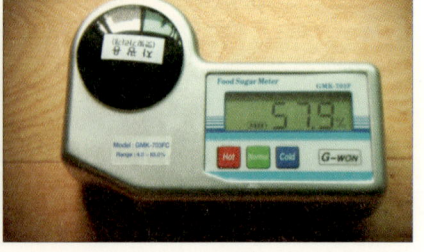

| 브릭스 재보기

그렇다면 당뇨 환자들에게 발효액은 그야말로 독이 되는 것일까?

전문가들은 적정 수준 이상의 당분 섭취가 되면 당분은 우리 몸 안에서 지방으로 바로 전환이 된다. 비만의 원인이 되고, 과도한 당분이 췌장의 인슐린 분비를 촉진시켜서 당뇨 환자에게는 안 좋을 수 있다고 한다. 하지만 섭취의 양을 조절하면 당뇨 환자도 발효액을 먹을 수 있다는 것이다.

"당연히 당뇨환자도 발효액을 먹을 수 있습니다. 당뇨환자라 해도 일정 수준의 탄수화물을 섭취해야 하기 때문에 물론, 발효액에 당분이 많이 들어있기 때문에 당분 섭취가 높아집니다. 그러면 그에 따라서 다른 탄수화물들 밥이라든가 밀가루라든가 또는 감자, 고구마에 들어있는 전분 이라든가 이런 탄수화물 섭취를 조금 줄이고, 발효액을 보충하셔도 전체적인 탄수화물 섭취의 총량을 유지하시면 충분히 복용을 하셔도 문제가 없습니다."

남재현 내분비내과 전문의

발효액, 희석이 중요하다!

그렇다면 발효액의 적정 섭취량은 얼마나 될까? 세계보건기구인 WTO에서 권장하는 1일 당분 권장 섭취량은 50g 내외이고 일반적으로 우리가 음식을 통해 20~30g 먹기 때문에, 발효액을 안전한 기준에서 먹는다면 신체 건강한 사람을 기준으로 원액을 10배 희석해서 먹되, 하루에 원액

50mg를 넘지 말기를 권한다. 충남대학교 화학과의 이계호 교수도 포도당과 과당의 성분도 적게 섭취하고 발효액 속에 포함되어 있는 생리활성 물질도 먹을 수 있는 방법은 희석을 많이 해서 먹는 것이라고 말한다.

"희석을 하실 때는 7~8배 정도 희석을 해서 드시고 또 하루에 드시는 양도 적절하게 적은 양을 드시는 것이 좋습니다"

이계호 충남대학교 화학과 교수

그럼 발효액을 7배 이상으로 희석해서 먹으면 정말 괜찮을지 당뇨환자와 일반인의 동의 하에 실험을 해보았다. 실험 참가자들이 복용할 발효액의 당도는 49.5%이다. 이 발효액을 7배의 물로 희석하니 최종 당도는 약 7%정도이고, 실험 대상인 당뇨환자와 일반인에게 이 발효액 희석음료를 마시게 한 후, 혈당의 변화를 확인해 보았다. 먼저 음료를 마신 후, 혈당 체크를 하고, 다시 약 두 시간 후 혈당을 체크해 보았다. 그 결과 당뇨환자의 경우는 사례자에 따라 결과가 다양했지만, 수치가 최고로 올랐어도 20mg/dl내외다. 이는 평소 식후혈당보다 오히려 낮은 수치이며 심지어 그 수치가 떨어진 사람도 있었다. 일반인들의 결과 역시 혈당에 크게 영향을 미치는 정도는 아니었다. 결국 많이 희석해서 적게만 먹는다면 당뇨환자에게든 일반인에게든 크게 영향을 미치지는 않는다는 것이다.

발효액, 오래될수록 좋다?

발효액에 대한 끊임없는 논란 중 하나가 바로 숙성기간이다. 그 기간에 대한 의견도 참으로 다양하다. 주로 와인처럼 오래 될수록 좋다는 사람들의 의견이 주를 이루는데.

"6년 정도 된 겁니다. 액기스. 오래된 거라서 진국이죠."

"일년 동안 숙성시키면 백초가 완성이 됩니다. 발효에서 숙성까지 전체 공정이 3년 3개월 정도 되야 된다는 거죠."

하지만 박국문씨는 최대한 빨리 먹는 게 좋다고 한다.

"오래 두어서 좋을 일은 없죠. 가능하면 1~2년 이내로 드시는 게 낫겠죠."

도대체 누구의 말이 진실일까? 우리는 다양한 숙성기간의 발효액을 구해 해가 지날 수록 발효액의 성분이 어떻게 달라지는지 확인해 보기로 했다. 동일한 재료로 동일한 설탕양을 넣고 같은 환경에서 숙성 기간만 달리한 두 가지 종류의 산야초 발효액으로 시험 분석을 의뢰해 봤다. 그리고 각각의 발효액 속에 들어있는 미생물의 활성도와 항산화 성분의 유무를 확인해보았다. 그 결과, 설탕은 담근 지 3개월 만에 포도당과 과당 등으로 분해되었고, 발효의 활성도를 가늠하는 젖산은 6개월 무렵이 가장 많았다. 노화와 발암의 원인으로 알려진 체내 활성산소를 제거하는 항산화 물질인 플라보노이드와 폴리페놀 역시 3~6개월 무렵이 가장 높았으며 2년 무렵부터는 감소하는 것을 볼 수 있었다.

실제로 발효액의 기간별 영향을 연구한 논문 역시, 4개월 정도일 때 성분의 함량과 항산화 활성도가 가장 높다고 말하고 있다. 정리하자면 발효액이 오래된다고 그 효능이 커지는 것은 아니라는 것이다. 특히 재료와 설탕을 함께 넣어 하는 1차 발효는 되도록 3개월 이내에 하는 것이 좋다. 일반적으로 2~3개월만 지나도 그 과실이나 채소에 있는 좋은 약성 성분 거의 다가 추출 되기 때문이다.

그런데 여기서 더 놀라운 사실은 호서대 발효식품 과학과의 강순아 교수에 의하면 발효액을 너무 오랫동안 보관해 놓을 경우, 페오포르만파마이드라는 독성 성분이 생성된다는 사실이다. 이 성분은 너무 많은 양이 생성 될 경우, 우리 몸에 치사량으로 작용을 한다. 그래서 발효액을 오랜 기간 동안 보관하는 것은 주의를 요한다고 한다.

* 박국문 전문가에게 배우는 발효액 만들기

토종약초 연구가, 발효액 전문가

- 발효액에서 가장 중요한 것은 바로 재료. 자신의 몸에 잘 맞고 필요한 것을 찾아 좋은 재료로 준비한다. (재료에 따라 설탕의 양과 발효 기간이 달라진다)

- 발효를 제대로 잘 시키려면 재료가 가지고 있는 수분량에 따라서 설탕 양을 적절하게 조절 하는 게 중요하다.

- 부패를 막기 위해 재료 위에 설탕을 뿌려준다. (매일 뒤집어 줄 경우, 위에 뿌려주는 설탕 양은 적어도 된다)

- 마지막으로 부패균을 방지하고 재료의 성분이 빠져 나오는데 도움이 되는 소금을 윗면에 조금 뿌려준다. (소금 안에 있는 미네랄이 미생물이 번식하는데도 도움이 된다)

- 재료들이 숨을 잘 쉬도록 창호지로 입구를 덮어주면 발효액이 완성된다.

- 완성된 발효액은 햇빛이 없는 그늘진 곳, 서늘하고 통풍이 잘 되는 곳으로 옮긴다. (햇볕이 있으면 효소나 비타민이 파괴된다. 발효가 잘 되는 온도는 23~25℃)

- 재료의 부패방지를 위해 하루에 한 번씩 저어주는 것은 필수이다. (산소를 공급을 해주어야 알코올이 덜 생기기 때문에 매일 하루에 한번씩 저어주는 것이 좋다)

- 일주일 동안 자연과 시간에 맡긴다. (일주일이면 미생물들의 활성이 높고, 발효도 가장 왕성할 때)

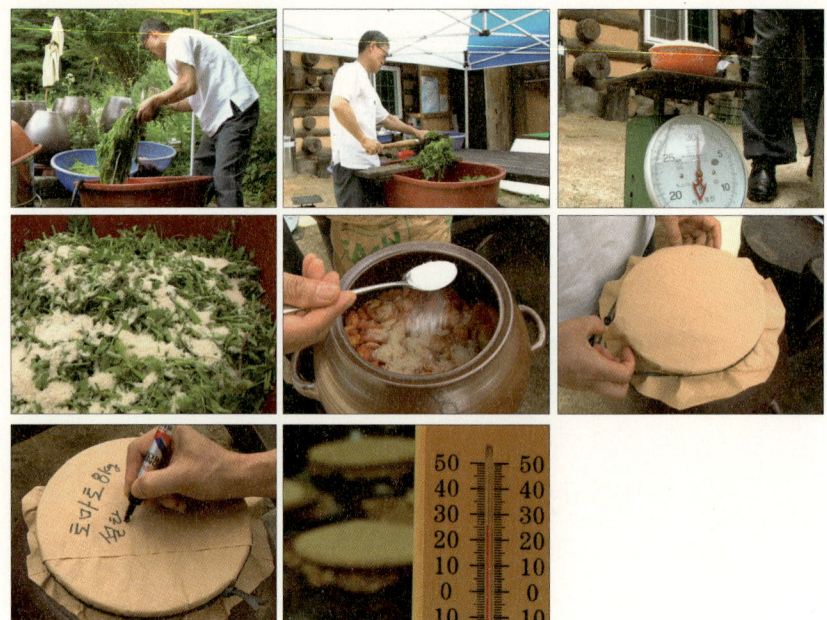

- 건더기는 거름망에 걸러내고 발효된 액만 남겨둔다. (일주일 만에 걸러내는 이유는 물러짐을 방지하기 위해서다. 더 시간이 오래 지나면 군내가 나서 맛이 없어진다)

- 다시 일주일이 지나면 발효액 항아리를 저온 저장고로 옮겨 보관한다. (저온 저장고에 보관하면 더 오래 두고 먹을 수 있다. 저장고의 온도는 3~4도가 가장 좋다)

약이 되는 발효액
사용을 권함

　대한민국에 '열풍'이라고 표현할 수 있는 효소. 그런데 그 정체가 '발효액'이었다는 사실을 우리는 알았다. 뿐만 아니라 발효액은 많이 먹는다고 좋은 것이 아니라 자신의 몸에 맞는 종류를 조금씩, 적당히, 잘 희석해서 먹어야 한다는 중요한 사실도 알았다. 또, 와인처럼 오래 될수록 좋은 것이 아니라 2년 내로, 빨리 섭취하는 것이 좋다는 것도 알게 되었다.
　재료의 성분을 정확히 알고 제대로 담가서 제대로 먹는다면 약이 될 수 있는 발효액이다. 이제 우리는 무분별한 발효액 섭취가 아닌, 제대로 알고, 제대로 담가 먹어 약이 되도록 발효액을 사용해야 할 것이다. 그렇게만 한다면 건강한 몸을 지키는 데는 발효액이 최고의 선물이 될 수 있을 것이다.

천기누설